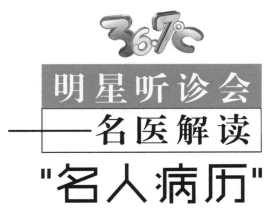

明星听诊会
——名医解读
"名人病历"

《36.7℃明星听诊会》节目组　组编

周瑾　主编

上海科学技术出版社

图书在版编目(CIP)数据

36.7℃明星听诊会：名医解读"名人病历"/《36.7℃明星听诊会》节目组组编.—上海：上海科学技术出版社，2018.10

ISBN 978-7-5478-4180-8

Ⅰ.①3… Ⅱ.①3… Ⅲ.①常见病—防治 Ⅳ.①R4

中国版本图书馆CIP数据核字（2018）第205967号

36.7℃明星听诊会：名医解读"名人病历"

《36.7℃明星听诊会》节目组　组编

周　瑾　主编

上海世纪出版(集团)有限公司
上海科学技术出版社　出版、发行
（上海钦州南路71号　邮政编码200235　www.sstp.cn）

上海盛通时代印刷有限公司印刷
开本　787×1092　1/16　印张　13
字数　100千字
2018年10月第1版　2018年10月第1次印刷
ISBN 978-7-5478- 4180-8/R·1716
定价：45.00元

内容提要

　　本书收录了电视节目《36.7℃明星听诊会》中的精髓，通过沪上知名明星艺人的健康故事，引申出专家讲解相关的医学科普知识。以公众人物的患病经历为范本，在专家的指导下，帮助观众、读者学习正确的医学常识，提高防病意识。

　　本书分为肺病、高脂血症、颈椎病、失眠、糖尿病、心脏病、过敏性鼻炎、甲状腺疾病、牙病、肥胖十个章节，每一章除了明星故事和专家讲解，还有名医支招板块，提供很多防治疾病的妙招。每个章节均附有二维码，微信扫码即可观看精彩视频。

本书编委会

主　编

周　瑾

副主编

张珺晔　陈　峰　吴　琛　王禹清

主　审

朱凌云

编　委

王卫庆　简　红　许　良　董耀荣　杨星光　王德辉
汪黎明　余　枫

嘉　宾

陈国庆　朱赤丹　毛猛达　曹　雄　舒　悦　温喜庆
钱　懿　李九松　王文丽　龚仁龙　范湉湉　张　芳
高　源　薛之谦　杨　昆　朱　桢　许榕真　关栋天
徐　磊　榕　榕　汪译男　骆　新　徐玉兰

序一
越过山丘

在我敲打这些字的时候，距离电视节目《36.7℃明星听诊会》（以下简称《36.7℃》）第十一年的开始还有两个月。《36.7℃》是我职业生涯中，作为电视节目制片人制作的第二档节目。第一档节目是我在上海音乐频道工作的时候，二十多岁的我，干起活儿来横冲直撞、干劲十足，连起个节目口号都"霸气侧漏"——"非常娱乐，收视长红"！现在想来，那种没日没夜、总处于亢奋状态的工作节奏其实一点也不正常，像是阳亢体质或者甲状腺功能亢进的患者。当年的《非常娱乐》是音乐频道收视第一的综艺节目，特别受年轻观众的喜爱，我和林海进校园时所受到的欢迎程度就和现在的"小鲜肉"差不多热烈。那时的我雄心壮志地想，这个节目起码要做十年，说不定还能做到退休！后来，这个节目"猝死"的时候只有两岁，原因是整个音乐频道因为集团的战略调整关闭了，没有预兆、铺垫、"抢救"，因为属于不可抗力，就节目本身的收视率来说，算是死于"高潮"。

十年之后的我再回顾这件事，想法和十年前有很大的不同。从可持续发展的角度来看，即使没有不可抗的外力，以当年的工作状态，可能节目还没倒，全组人员的身体已经垮了。即使肉体还能坚持，精神肯定也错乱了。追求"收视长红"的结果不是躁狂就是抑郁，这就和人类长久以来追求长命百岁、飞升成仙一样，当作努力方向无可厚非，真的当真了就离疯不远了。

铺垫这一段是想让大家了解《36.7℃》开始时，我和我的团队是处于一种什么状态。一群刚"死于高潮"并长久以来只为14～25岁的人群做节目的年轻人，被突然空降到了一个完全陌生、全家型主体收视的上海娱乐频道，这其中的百般滋味大家各自体会吧。世上最厉害的力量是什么？是既能开天辟地，也能让傅园慧在奥运会上得奖牌的"洪荒之力"。一个人什么时候会爆发"洪荒之力"？我的答案是"求生存"的时候。十年前《36.7℃》诞生之时，我们整个团队怀抱的就是这么一个实际的念力。我们不知道一档医学养生类节目怎么做，十年前的中国电视上还没有出现过在黄金时段周播的综艺类医学养生节目；我们也不知道娱乐频道的观众要看什么，因为我们之前的工作内容是明星、音乐、时尚、年轻人；最糟糕的是，当时我们的医学常识储备可能还不如一个上了年纪的观众多……过往的成功经验在这个新的领域中都不管用了，我们仿佛被流放到一个陌生的"星球"，成了自己的"拓荒者"。恐惧来源于未知，未知产生不确定，失去判断。人的一生总会与恐惧这种情绪狭路相逢几次，通常不是被它吞噬，就是退缩回安全区。如果这样的话，人生会被自己画地为牢。一个人放弃一件事往往不是因为事情的本身有多难，而是因为退路太多。我和我的团队都不愿意被命运或他人选择、安排，因此我们唯一的选择就是"翻身上马闯三关"！

要做成一档品牌栏目都是有"门槛"的，意思就是设置一些难度较高的形式，让别人不那么容易复制。而我们节目的"门槛"在最开始的时候还没绊倒别人，却差点把自己先摔着了。《36.7℃》是一档以明星体检为特色形式的科普节目，但最初没有一位明星愿意上节目体检，理由五花八门：怕隐私曝光、害怕身体检查、晕针、晕血、酒精过敏……我们还真遇到不少常年不体检的明星，理由大多是："我没病啊！"或者"万一检查出病来怎么办！会被吓死的！"其实这不仅仅是少数名人嘉宾的观点，在十年前，体检远远不如今天被大家这么重视，很多老百姓也是抱着这样的"鸵鸟心态"应付对疾病的恐惧。对于后者，我们这十年在节目中说得最多的就是"要是真有病，不查它也在长，早查、早治疗才是安全的应对方式！"在这里要特别感谢节目开播后最有勇气的第一位体检嘉宾龚仁龙老师。龚老师的勇气不在于他不惧怕体检，其实龚老师会来就是因为他对自己的身体很有信心。他的勇气是表现在，当他发现我们节目是个不表演，更不为节目效果作假的真实体检，没有因为害怕而退出；当我们要拍他家冰箱和日常生活习惯时，他没有因为要维护名人"光环"而做出美化自己的表演，一切的展示都是日常的、真实的；当我们告知节目的规则是体检结果在现场"安全门"揭晓前对嘉宾是保密的，他没有因为未知的风险而违反游戏规则；当节目录制中最让嘉宾恐惧的"安全门"最终显示他的体检结果是"红灯"——体检不过关的时候，他没有要求节目组后期修剪改变真实的记录。因此，《36.7℃》第一期的播出因为龚仁龙老师的真实而精彩！当期平均收视率5.4%，出人意料、惊喜万分！

从这期节目开始，上海的银屏上出现了一种新的节目样式，综艺、真人秀和科普的结合，用老百姓听得懂的表述、看得懂的方式科普医学知识成了我们节目的风格。我始终认为，专业人士和百姓之间的医学信息永远是不对称的，而作为一档科普节目，要把传达效率最大化才有意义，把观众能否听懂作为最低衡量标准，实现的方式只有"寓教于乐"这四个字。龚老师在节目里遭遇了"健康红灯"后，第一次开始关注自己已经偏高的血糖指标，并逐步改变了自己依仗年轻时的好身体，人到中年还管不住嘴的生活方式。在后来的十年里，他成了常来我们节目的好朋友，也许我们节目也无意中成了他健康人生的"协管员"。在这十年里，因为参加《36.7℃》体检而发现自己健康隐患的圈中好友数不胜数。前不久，我们节目荣获了上海市科普教育创新奖一等奖，约了徐磊老师拍摄一个领奖用的小短片，远远地就看到她向我飞奔过来！第一句话是："你是我的救命恩人啊！"第二句话是："你看我瘦了吗？"原来去年录像时无意中发现她变胖的速度快得有点不正常，她以为是戒烟引起的体重波动，因此没有重视。在我的反复劝说下，并特地安排了一场肥胖专场的节目邀请她来参加，终于说动了她去医院看病。结果，果然是内分泌出了问题！现在通过一年的看病、吃药以及调整生活方式，恢复少女身材指日可待！明星有强大的示范作用，一次节目上的现身说法能改变很多观众的健康人生。节目的微博、微信经常收到"因为看了嘉宾的故事得到了提醒，赶紧去医院检查发现了问题"之类的观众留言。感谢所有愿意抛开一切顾忌来节目中分享自己健康故事的嘉宾们，或许你们就是产生蝴蝶效应的那只"蝴蝶"。更多的观众开始重视每年的体检，学习一些实用的医学常识后，并且不再对疾病持有忽视或恐惧的极端态度。

　　我时常对导演们说，当你在策划一期节目的时候请问下自己："观众为什么要花费生命中的这一小时看完它？"每周四晚上的这一个小时大家可以有很多别的选择，即使真的无所事事，也有几十个电视频道可以选，那观众们为什么一定要看《36.7℃》呢？给观众一个收看的理由，从小处说是想给他们看些什么内容，从大处说是做这期节目的出发点是什么？医学养生节目不同于其他的娱乐节目，在节目上说的每个知识点老百姓都会当真，然后运用到自己的日常生活中。观众拿着小本子边看边记录，甚至还有观众辛苦整理了我们节目的文字内容发在网络上供亲朋好友间学习，这也是我们会出系列节目图书的原因之一。因此，"靠谱"的专家以及"靠谱"的内容是我们节目的底线，也是一档科普节目的良心。一档成功的医学养生节目就像一家"老字号"，信誉和口碑就是它的生命线。前面说到节目初创的时候，我们都是医疗卫生的"门外汉"，而现在，我和我们组的导演称得上是理论上的"赤脚医生"，去医务室预检台工作应该没有问题。在这里要感谢所有上过我们节目的医生、专家的耐心和配合。《36.7℃》的导演可能是全上海最热爱与专家、医生对稿的电视人了。我们前期工作的流程标准是，负责这期医学主题的导演要成为这个医学主题相关的"专家"。除了自己找资料自学之外，最重要的是通过和上节目的医生对稿的方式把内容学透。每次她们对完稿回来还要接受我的"考试"，要是答不上来的话还得"回炉重造"。如果我们自己都搞不懂，如何让观众懂呢？而专家、医生也可以通过我们提出的各种"为什么"产生新的思考和启发，找到更适合百姓接受的科普方式。我有时开玩笑说，我们做了十年的节目就仿佛在医学院上了十年的大师课，而且还是一对一、面对面的！最重要的是通过十年的学习，我们面对市场上流行的各种五花八门的理论、信息都有了科学的判断能力和识伪的"火眼金睛"。因此，看我们这档节目的观众都可以放心，绝对看不到套着科学外衣的"伪科学"，更不会有巧舌如簧的"江湖术士"出现。我妈是我们节目的忠实观众，除了监督我的工作之外，她更是拿出了当年"三好学生"的学习精神跟着节目刻苦钻研，最后她的学习成果都会运用到我的身上。每次想到这层因果关系，我都头皮一紧，只能更加严谨地审核所有的播出内容！

除了自律之外，更重要的是我们拥有由上海三甲医院主任医生、专家组成的坚强"后盾"。十年来，好多优秀的医生伴随着节目一起走过，不仅为节目出谋划策，更时时自发地关注节目的内容，帮助我们提高科学传播的专业性。比如上海中医药大学附属市中医医院的朱凌云主任，不仅把我们导演当作自己的学生一般时常提点，更是促成本书的重要"功臣"。如果不是他的牵线和督促，"拖延症"重度患者的我估计迄今都还未把出版日程排入工作计划。

从一个"门外汉"到和众多医务工作者交上朋友，我发现这也是一场奇妙的互相影响、磨合的过程。一位效率极高的好医生，工作一天不吃、不喝、不上厕所，最多能看百来位病患。如果这位医生在工作之余愿意抽出2个小时通过大众媒体做一次医学常识的科普，受益者可能成千上万。如果这位医生还擅长用百姓喜闻乐见的方式展开科普工作，我相信，小到提高市民健康管理能力，大到缓解医患矛盾，都会有意想不到的收获。十年里，《36.7℃》挖掘了一批擅长做科普的优秀专家，不仅为节目，更是为整个社会的医疗科普储备了一线力量。节目更是为优秀科普医生建立平台，打造属于他们专长的板块，比如辟谣专场、便宜小药方、冬至食补、道家运动养生、聪明辨识药食材等。我觉得医生的大爱不仅体现在学术上的精进、不计个人得失的奉献、舍身为病患的勇敢，还体现在用自己的专业帮助公众击退对生老病死的恐惧。恐惧生百病，恐惧生迷信！恐惧源于未知，把"未知"变成"有知"就是《36.7℃》这些年来携手医生、专家们一直在努力做的事。

和我担任制片人的第一个节目不同，《36.7℃》从诞生到如今十岁了，我反而没有认真期待过节目要"收视长红""长命百岁"。甚至，我还经常认为它肯定活不长。初创的时候，我甚至觉得它能活个一年半载就不错了。因为困难实在太多了：知识匮乏，全无人脉关系的新领域，明星嘉宾对体检的抵触，优秀科普专家不知在何处，黄金档的收视压力，同质化节目的无序竞争，节目成本和紧张经费的矛盾，全组都是女导演……就在这一路的焦虑、抱怨、无奈甚至有时鸡飞狗跳中，十年莫名其妙地过去了。最奇怪的是，它不仅命挺长，收视率还一直又好又稳定，最高的那一期平均收视率竟高达8.6%。即使如此，直至今日我都没有庆幸或有松了一口气的感觉，焦虑和不安让我时常睡不好。说来好笑，让我焦虑的往往都是所谓平稳、舒适的状态，我一直警醒自己，沉迷舒适区就如同陷入沼泽。不仅是我，我组里的三位女导演都把录像当作打仗，只准成功不许失败！当然总有失误的时候，可以跌倒但不能"算了"。打仗的时候现场没有女人，只有暴躁的"母老虎们"。我们这一群人十年来一直在奋力往前冲，就像游戏冲关，一路挑战应接不暇，没有时间瞻前顾后、伤春悲秋。十年前，我们为了求生存选了一条"拓荒之路"，那一刻翻身上马后，我们就一直坚持在路上。一个节目漂亮地活到第十年，也许是因为运气、努力、智慧、能力，但我更相信是因为心怀良善、脚踏实地、不投机取巧、宠辱不惊。笨拙地工作和生活，命运已在过程中给予一切的回报。

谢谢我的老搭档林海，最难的初创时期有你站在身边我就不慌。谢谢滑稽界著名表演艺术家、国家一级演员陈国庆老师接棒之后的八年主持工作，为节目接上了重要的"地气"。谢谢我的团队，三个战斗力爆表的"80后"女导演张珺晔、陈峰、吴琛，被我组授予"后期总导演"荣誉称号的后期制作陈宵迪，一个年龄"奔七"、史上最靠谱的"大管家"制片人郭桂林老师。他们能在一个"处女座"带领的团队里坚持十年，无名无利的同时还要忍受我的吹毛求疵、好为人师、突发奇想、快马加鞭，连我都佩服他们的韧性！十年，我们一起走一段路，看一片未知的风景，做一件尽力的事。越过山丘，等候我们的是另一座山丘……

最后，感谢相逢不相识的你，谢谢你的十年观看，无论是鲜花还是鸡蛋我们照单全收，只怕你不来。不念过往，不畏将来，有缘我们继续每周见！

《36.7℃明星听诊会》制片人

周 瑾

2017 年 11 月

序二
养生节目
因为"听得懂"而热

　　三千多天就这样悄悄过去了，十年来，《36.7℃明星听诊会》作为一档健康类节目，以百姓听得懂的言语，传递接地气的健康养生信息，得到市民的广泛肯定。

　　人们的致病因素60%源自不良的生活方式，普及健康知识、传播正确的生活习惯将大大提高全民身体素质，减少患病机会。节目以我们身边公众人物的日常生活习惯、患病的经历作为范本，由医生进行点评，给百姓以对照，加深大众对医学科普的理解，提高防病意识。一些平时习以为常的坏习惯、错误的观念，通过节目的传播得以纠正。

　　养生存在于日常的生活中，节目提供食疗、健身、茶饮、处方等多种栏目，让观众一学就会，用之有效，让电视节目成为促进市民健康的大舞台，通过这个平台，造福广大民众。我曾遇到一位市民，看节目介绍丝瓜络可以治疗、改善痛风，他经一段时间的服用，多年的痛风得到改善，愉悦之情难于言表。

　　中医提倡治未病，未病养生，防病于先；欲病施治，防微杜渐；已病早治，防止传变。意思是提倡不生病，不生大病，预防在先。节目初期以防治疾病入手，进而指导市民强身健体的正确方式，近期针对百姓渴望了解更多医学知识，开出《听名医说》系列，从深度和广度满足了民众对健康知识的渴望，达到提高体质、预防疾病的目的。上述种种不断提升节目传播的质量和内涵，赋予节目强大的生命力。今天十年节目的资料汇编，既是对《36.7℃明星听诊会》节目的回顾小结，又是通过纸媒给市民介绍节目十年来传播的科普知识，弥补不少市民漏看或没能记下精彩内容和信息的遗憾。

　　节目的推出得到民众的拥护，十年来类似的节目如雨后春笋，全市兴起养生健康的热潮，为全市及周边城乡，乃至国外的民众健康贡献了力量。在人民日益增长的美好生活需要的大背景下，《36.7℃明星听诊会》节目任重而道远，祝愿节目越办越好，成为呵护广大市民健康的"贴心人"。

上海中医药大学附属市中医医院脾胃病科主任医师

朱凌云

2017年10月

目　录

------

1. 肺　病

2. 高脂血症

3. 颈 椎 病

4. 失　眠

7. 过敏性鼻炎

8. 甲状腺疾病

9. 牙　病

10. 肥　胖

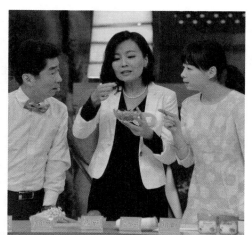

1

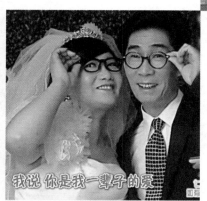

我说 你是我一辈子的爱

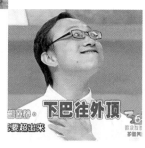

下巴往外顶

肺病

视频互动

使用微信扫一扫

　　扫一扫二维码，收看《"36.7℃明星听诊会"之陈国庆全面大体检》

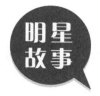

"老烟枪"阿庆爷叔的生死劫

陈国庆，上海人喜欢亲切地称呼他为阿庆爷叔，电视情景剧中憨厚、耿直甚至有点傻乎乎的形象和生活中的阿庆有些像。在他身上，可以找到很多上海男人的共同特点，例如怕老婆、藏私房钱、精打细算等。向来对老婆言听计从的阿庆，对于阿庆嫂最讨厌的吸烟这件事却始终不肯让步。

从19岁开始，阿庆就加入了"烟民大军"。随着年龄的增长，他的烟瘾也越来越大，最

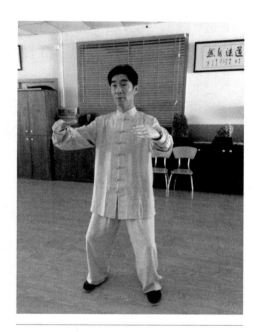

陈国庆　著名滑稽表演艺术家

夸张的时候居然一天要抽掉2包烟！纵然身边的亲朋好友苦口婆心地劝说，阿庆还是下不了戒烟的决心。吸烟危害健康是小朋友都知道的道理，但对于众多"老烟枪"来说，十之八九都抱有侥幸心理，但是"欠债"都是要还的！长期吸烟对阿庆身体造成的伤害早在2002年就显现出来，在单位体检时，通过拍胸部X线片查出了

阿庆的肺部有两个大泡，当时体检医生就提醒他肺大泡随时会破裂，建议他赶紧戒烟，但是"不到黄河心不死"的阿庆对于医生的建议不屑一顾。2015年，已经退休的阿庆再次进行常规体检，肺大泡的直径已经长到了8.8厘米。

就在体检过后的一个月，"死神"来了！当时，阿庆准备从加拿大乘坐飞机回国，就在出发去机场前的6小时，阿庆突然觉得右侧胸口隐隐作痛，呼吸也不那么顺畅，有种呼出一口气，要用力吸两口气才喘得上来的感觉。然而，那时的他丝毫没有把这种不适和肺大泡联系起来，还坚持坐上了回国的长途飞机，更令人惊讶的是，他在呼吸如此不顺畅的情况下，上飞机前还一口气连抽了三根烟。当时他的想法是：坐上飞机后要十多个小时不能抽烟，得在登机前赶紧过把瘾！谁也没料到，这三根烟差点成了他人生中的最后三根烟。

飞机在上海落地时已是凌晨三点，呼吸越来越困难的阿庆下了飞机直接叫了车赶去医院。等诊断结果出来，医生和他都惊出一身冷汗：肺大泡破裂，70%的压缩性气胸，必须立刻安排手术。阿庆的主刀医生连着说了三个"幸亏"——幸亏是一侧的肺大泡破裂；幸亏阿庆买的头等舱可以平躺着飞回国；幸亏没有回家睡醒再来医院。就是这三个"幸亏"，救了阿庆一条命。如果缺少任何一个"幸亏"，死神可能就把他带走了！

手术后的两天，是阿庆和阿庆嫂人生中最煎熬的两天。看着浑身插满管子的阿庆被推出手术室，阿庆嫂忍不住后怕，忍不住默默流泪。术后麻醉药还未失效，阿庆就像小孩子一般，紧紧地握住阿庆嫂的手。护士叮嘱家属需要时刻关注监视仪器上的数据，任何一个数值异常都要紧急呼救。阿庆嫂紧握着阿庆的手24小时没有合过眼，甚至连坐都不敢安心坐下。等到第二天清醒后，阿庆时刻感到浑身不舒服，一会想要坐起来，一会想要躺下去。阿庆嫂只得不断地把病床摇上摇下，帮阿庆找到最舒服的角度。两天下来，阿庆嫂的右臂累得酸痛难忍。都说患难见真情，这份夫妻间相濡以沫的真情着实让人感动！躺在病床上的阿庆内心充满了悔恨，身为一家之主，他的倒下不仅让自己饱受病痛的折磨，更让家人陷入了深深的恐惧和痛苦之中，还让本来身体就不好的老伴身心俱疲。更关键的是，如果他早些重视自己的健康，认真听从医生的嘱咐，坚定戒烟的决心，或许是可以避免这场病灾的。

历经了一回"生死劫"的阿庆，从此真正地告别了香烟。观念转变，人生态度才会转变，现在的阿庆把在《36.7℃明星听诊会》中学到的医学养生知识真正地用进了日常生活中，饮食有节、起居有常。健康，才是一个幸福家庭的基础！

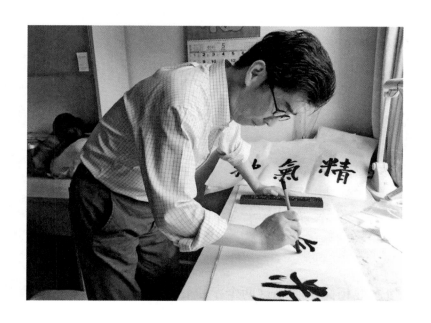

专家讲解

肺大泡的真面目

赵学维　海军军医大学附属长征医院胸外科主任医师

肺大泡是指由于各种原因导致肺泡腔内压力升高，肺泡壁破裂，互相融合，在肺组织形成的含气囊腔。

哪些人容易得肺大泡呢？

（1）50岁以上体型偏瘦的男性。

（2）20岁左右先天肺部发育不良的男性。

（3）长期抽烟的人。

如果不幸发生肺大泡破裂，会感觉到胸闷、胸痛，呼吸不顺畅。这时候最正确的处理方法应该是：安静地平躺，轻轻地呼吸，不要用力，尽量减少气体再漏到胸腔里造成严重肺压缩。如果有条件，可以进行吸氧，然后尽快送医就诊。

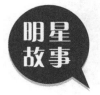

朱赤丹干爹背痛竟是癌

和肺大泡相比，肺癌这两个字更让人感到恐惧！肺癌的发病率

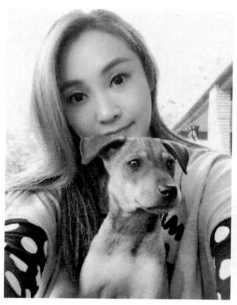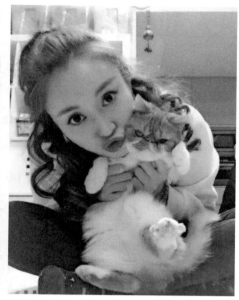

朱赤丹　东方卫视节目主持人

连年增高，它离我们的距离已不再如想象中那么遥远。上海的电视节目主持人朱赤丹身边好几位亲朋好友被查出了肺癌。

朱赤丹的干爹原本是陪同事去医院检查身体，但想着自己近来总是背痛，就顺便做个检查。万万没想到，检查结果居然是肺癌晚期！而所谓的背痛，就是由肺癌引起的症状。朱赤丹的干爹手术后放疗及化疗不出三个月，就去世了。

还有一位朱赤丹的至亲，因为低热不断而去到医院检查，结果确诊为肺癌晚期，至今家人还瞒着他事实的真相，怕他心理承受不住这么大的打击。

这样的事遇多了，朱赤丹不禁也紧张起来。到底是什么原因？什么样的人会成为肺癌的目标呢？

专家讲解

认 识 肺 癌

简红　上海交通大学附属胸科医院肿瘤科主任医师

在我国，肺癌是对健康和生命威胁最大的恶性肿瘤，其发病率和死亡率呈上升趋势，每年有60万的新发肺癌病例，男性肺癌发病率和死亡率均占所有恶性肿瘤的第一位，女性肺癌发病率和死亡率均为第二位。

目前能确定的肺癌病因是吸烟。大量资料表明，长期、大量吸烟与肺癌的发生有着非常密切的关系。烟草中有7 000多种化学物质、69种直接致癌物质，其中多链芳香烃类化合物（如苯并芘）和亚硝胺均有很强的致癌活性。另外，流行病学研究证明，开始吸烟的年龄越小、持续时间越长，发生肺癌的概率会越高，吸烟超过20年、每天吸烟超过20支、20岁以前开始吸烟，罹患肺癌的可能性明显增高，戒烟7年后肺癌的发生率会逐渐下降。暴露在一些特殊环境下的工作者，如接触石棉、粉尘，也会导致肺癌。被动吸烟，吸入汽车的尾气、空气中尘埃、颗粒物、刺激性的化学气体也可能是导致肺癌的诱因。既往肺部慢性感染，例如得过肺结核、支气管扩张等，也可能是肺癌，特别是瘢痕癌的致病因素。

肺癌的五年生存率仅为15%，是非常凶险的癌症之一。肺癌早期缺乏症状，因此较难被发现，67%的肺癌被发现时已经处于局部晚期或晚期。当然，现代人越来越注意健康体检，因此肺癌的早期检出率相较于之前有了大幅度的提高。

肺癌的常见症状包括：① 持续性地咳嗽；② 痰中带血；③ 间断性胸痛（以闷痛为主）、背痛，进行性加重；④ 气喘、气促、呼吸困难；⑤ 低烧，体重下降。

有肺癌家族史的人必须提高警惕。年龄在 40 岁以上，或者有抽烟习惯的人，可以每年做一次低剂量螺旋 CT（LDCT）。低剂量螺旋 CT 比普通 X 线片能更有效地发现较小以及较早期的肺癌，且更为准确。

肺的功能是吸入氧气，吐出二氧化碳。从出生开始，肺就在不停歇地工作，难免吸入大气中的灰尘、颗粒，一些肺部的小感染都让肺变得不那么"纯净"。因此，CT 影像显示的大部分肺部小结节是良性的，可能是以往疾病留下的"小瘢痕"，对于有疑问的结节，如磨玻璃样结节或部分实性磨玻璃结节要进一步做 CT 三维重建，它可以较准确地显示结节的形态结构，如分叶征、棘状突起、毛刺征及结节与血管的关系等，并可以从不同角度显示结节的特征，亦能反映结节与邻近器官的关系，如结节与胸膜、心包、膈肌的关系，为临床医师诊断提供了有力的证据。

如 CT 三维重建从形态和结构上都高度怀疑早期肺部恶性肿瘤，临床上主要的治疗手段是手术。但是有时，医生会根据结节的大小、密度、位置的情况，让患者进行定期随访。

肺部结节的手术是切除这个结节所在的肺叶或肺段，而肺是不可再生的，因此手术的决定是非常慎重的。CT 三维重建依然是影像学诊断，不能完全确诊肺癌。小于 8 毫米的微小结节肺癌发展非常缓慢，可以长达数年不变，甚至 10 年未变化，对于身体的危害也不会很大，俗称"懒癌"，可以试着与它共存，密切跟踪它的动态，一旦发现开始变大或者变密，再进行手术干预也为时不晚。

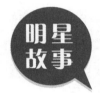 明星故事

阿德哥戒烟次次失败

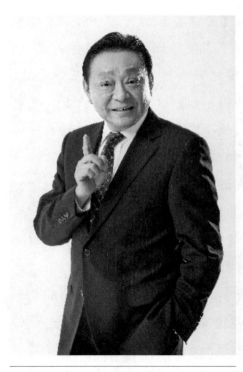

毛猛达　著名滑稽表演艺术家

如果说要预防肺癌的发生，除了定期体检，我们更应该做的事还是戒烟！著名笑星毛猛达，艺名"阿德哥"，和阿庆是上海家喻户晓的喜剧老搭档。但是，如果说阿庆是"戒烟标兵"，那毛猛达就只能充当"反面教材"了！

毛猛达是圈内出了名的"老烟枪"，至今整整42年的烟龄，每天要抽2包烟。他年轻时觉得抽烟好玩、"有腔调"，他说，刚开始抽烟的那会儿甚至连海绵头都没有，常是自己

手工卷烟丝。在20世纪80年代末，在白衬衫的胸前口袋里放上一包牡丹牌香烟，是一种相当有面子的事情了。

随着烟龄的增长，毛猛达的烟瘾也越来越重。在拍摄电视情景剧《老娘舅和他的儿孙们》时，他经常会熬夜赶戏、对词，提神的方法就是抽烟，甚至可以连火柴都不需要，一根接着一根点燃就可以抽完一包。当然，抽烟产生的健康问题也接踵而来，咽喉炎、咳嗽、口臭等问题也曾让毛猛达产生了想要戒烟的念头。他试过各种方法，吃零食、嚼口香糖、改抽电子烟……但最终都没有成功。毛猛达总是自嘲："圈子没混好，周围人都抽烟，自己怎么可能戒掉！"

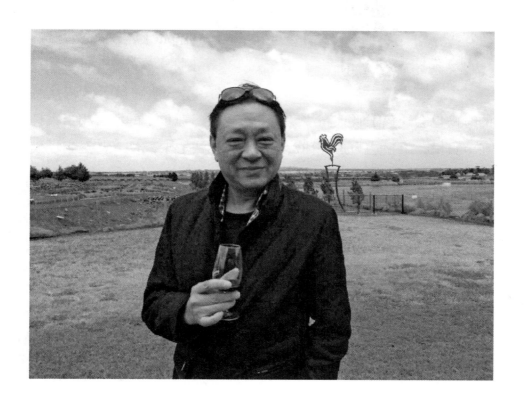

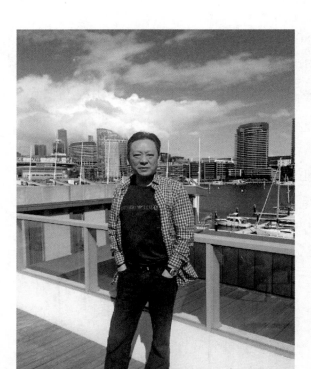

2016年在录制《36.7℃明星听诊会》节目时，已经戒烟一年的陈国庆带毛猛达去了复旦大学附属中山医院戒烟门诊就诊。医生当场请他们做一氧化碳呼气试验，已经成功戒烟的陈国庆呼出的一氧化碳浓度为 1 ppm（百万分率），而毛猛达的则高达 9 ppm！当时的毛猛达刚刚做外公，医生提示，他和孩子亲密接触的时候也会让孩子吸入高浓度的一氧化碳，对孩子的危害相当大！在节目里，毛猛达为了外孙女的健康下定决心要戒烟，甚至当场摸出了口袋中的烟，统统上缴给医生。

可是据节目组跟踪报道，毛猛达的这次戒烟又失败了。归根结底，毛猛达缺乏戒烟的毅力，节目结束后他没有按时去戒烟门诊复诊，而且身边的人也不认为他能成功戒烟，没有人积极地督促、鼓励他，因此不久毛猛达就故态重萌了。毛猛达说："虽然这次戒烟失败了，但是相信自己还会有下一次的，也相信自己总有一天会成功戒烟的！"

戒烟要找对方法

潘珏　复旦大学附属中山医院感染科主任医师

　　难道戒烟真的那么难吗？或许只是没有找对方法！仅有3%的人能成功自己戒烟，但是如果求助于医院的"戒烟门诊"，成功率可以达到30%。抽烟是一种成瘾性疾病，应该从心理上入手治疗。

　　很多人戒烟后会出现烦躁不安、头晕头痛、失眠忧虑、咳嗽、多汗、心率下降、食欲大增或体重增加等一系列的症状，这其实是一种尼古丁的戒断症状。由于尼古丁摄入变少，身体在"闹脾气"。烟龄越长、吸烟量越大，那么尼古丁的戒断症状也会越严重。

　　科学戒烟的好处在于可以用一些尼古丁的替代药物，让身体慢慢接受，从而减少戒断症状。尼古丁替代品不仅有口服的，还有贴片式的，在医生指导下正确使用是非常安全的。传言戒烟会让人患癌完全是无稽之谈。

　　很多人都说，戒烟之后身材明显发胖了。确实，戒烟会令人"发胖"，但这里的"发胖"是健康的"胖"。香烟中的尼古丁会使血压升高、心率变快，对人体的新陈代谢产生影响，并增加肾上腺素分泌。因此，戒烟后没有了尼古丁，身体的新陈代谢变慢了，摄入同样的食物，人就会变胖，可以通过改变食物摄入量或者加强体育锻炼来控制。

名医支招 道家呼吸洗肺术

朱琨 上海中医药大学附属市中医医院肛肠科副主任医师
道家呼吸洗肺术：每天清晨练习一下，强身健体、呼吸顺畅。

第一步：转头仰息。

转头向后仰，下巴往外顶，眼睛尽量看向后方，同时另一侧的肩部往下压。这个动作的目的在于开放气道，使肺得以拉伸。

第二步：瞪目伸舌，双肩后仰。

瞪大眼睛，长大嘴巴，舌头尽量往外伸，同时双肩往后扩。这个动作的要点是把舌根往外拉扯，使得喉头敞开，另外放松肩井穴，让肺得到深度的呼吸。

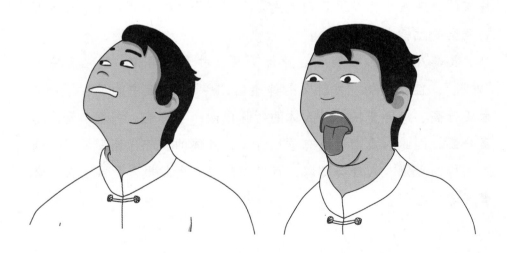

名医支招　养肺秋梨膏

杨永晓　上海应象中医学堂联合创始人

食材：藕750克，酸梨10个，麦冬30克、川贝30克、薄荷15克、红枣50颗，蜂蜜30克和适量冰糖。

做法：将藕和酸梨带皮榨成汁；将麦冬、川贝、薄荷、红枣加水煮约2小时；倒入梨藕汁，再煮2 ~ 3小时；最后加入蜂蜜和冰糖熬成膏状。

功效：止咳、祛痰、生津、润肺。

适宜人群：干咳、慢性咽炎患者；皮肤干燥瘙痒者；便秘患者。脾胃虚弱者、手脚冰凉者慎用。

名医支招　养阴四物汤

董耀荣　上海中医药大学附属市中医医院心内科主任医师

食材：生梨，陈皮，甘蔗，荸荠。

做法：四种食材一起加水煮沸后，再炖15 ~ 20分钟。

功效：滋养肺阴、理气化痰。

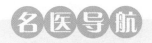
（按本节出场顺序）

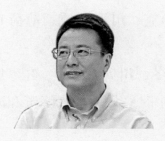

赵学维 海军军医大学附属长征医院胸外科主任医师、教授，上海市医学会胸外科专科分会青年委员。擅长心血管疾病、肺部疾病和食管疾病等的外科治疗。

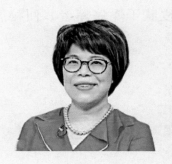

简　红 上海交通大学附属胸科医院肿瘤科主任医师、医学硕士，长期从事呼吸内科及胸部肿瘤疾病的临床诊断和治疗，尤其是肺癌的诊断和综合治疗，近年来致力于肺癌临床治疗的前沿研究。

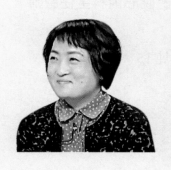

潘　珏 复旦大学附属中山医院感染科主任医师、医学博士、硕士研究生导师，擅长肺部感染性疾病、吸烟及其相关疾病、控烟、肺部弥漫性病变诊治及治疗；主要研究方向为肺部感染性疾病与肺损伤、烟草依赖。

朱　琨　上海中医药大学附属市中医医院肛肠科副主任医师，全真道华山派回春功第22代弟子，钻研道家养生几十年。

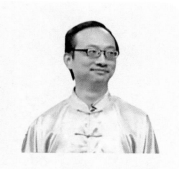

杨永晓　上海应象中医学堂联合创始人、讲师、行政校长，上海应象中医门诊内科、肿瘤科医师。

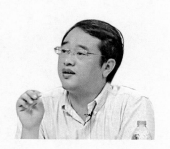

董耀荣　主任医师，上海中医药大学附属市中医医院心内科主任、硕士研究生导师。擅长治疗扩张型心肌病、肥厚型心肌病、心律失常、冠心病、心绞痛、高血压、脑卒中、小血管病变等疾病。

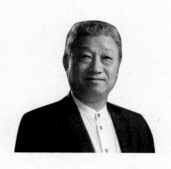

2

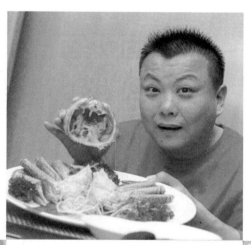

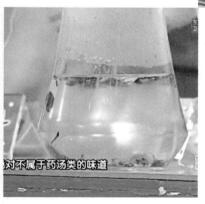

绝对不属于药汤类的味道

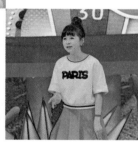

高脂血症

　　扫一扫二维码，收看《"36.7℃明星听诊会"之小夫妻的健康生活》

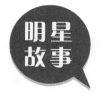

"走"掉高血脂的舒悦

舒悦是不少上海阿姨心中的"男神"，他在《开心公寓》中饰演的"肖百搭"和滑稽舞台上"上海阿婆"的形象深入人心，舞台上他憨态可掬、胖墩墩的形象甚至还为他赢得了不少观众缘，但同时，也让他的健康亮起了"红灯"。

生活中的舒悦是个正宗的"吃货"，曾经的他尤其爱吃夜宵，对于上海的各大知名夜宵场所都如数家珍。每晚演出结束后的时间，便是他愉快的夜

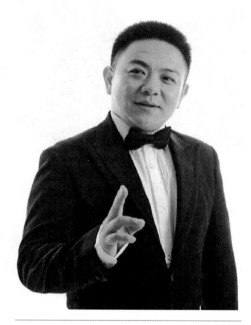

舒悦　上海滑稽剧团演员

宵放纵时间。半夜吃火锅，点菜不点大份不过瘾，鸭肠、牛肉，什么肥腻要什么；可乐一喝就是好几罐，任何口味的冰激凌都不能放过。偶尔兴致起时，半夜买个野生甲鱼给自己和朋友们"打打牙祭"也是见怪不怪了。舒悦去苏州演出时也不忘买上几个猪油葱花馅的大饼，回到上海存在冰箱里当零食。繁多的饭局、应酬伴随无

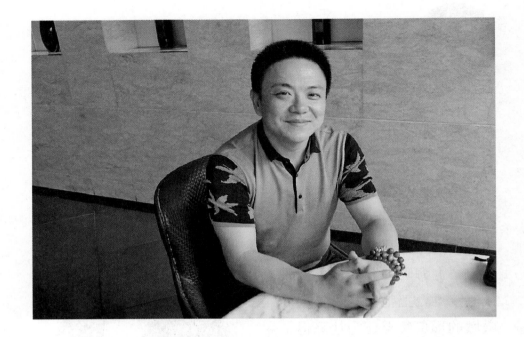

节制的大吃大喝，直接后果就是舒悦的体重数字轻而易举地超过了身高。

面对自己日趋上升的体重，舒悦做过很多尝试。比如戒油炸食品，然而坚持了三天就忍不住了；戒焖肉，只过了一个月就因为抵不住苏州焖肉面的诱惑又吃上了。就这样，舒悦的体重在不知不觉中飙升到了90千克。连舒悦的妻子，徐派越剧小生张宇峰都不禁吐槽："当年拍结婚照时，躺在他身边感觉就像躺在一坨肉旁边。"

伴随着体重的上升，高血脂、脂肪肝等问题也接踵而至。而让舒悦真正开始重视健康问题的人是他的父亲。舒悦的父亲患有糖尿病并发症，随着病情越来越严重，最后瘫痪在床。舒悦担心自己再胖下去，或许会早早步入父亲的后尘，于是他下定决心开始减肥。

众所周知，减肥最需要的就是毅力。舒悦说："我是个连烟都说戒就立马能戒掉的男人，这点毅力会没有吗？"仰仗着自己曾经成功戒烟的意志力，舒悦开始减肥了。

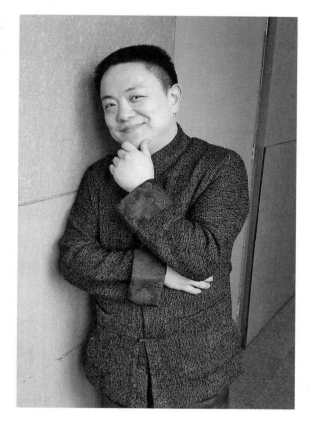

要减肥首先就要"管住嘴"，舒悦开始在饮食上"做减法"。午餐、晚餐以素食为主，小荤为辅，并且坚决不吃夜宵。即使有吃夜宵习惯的妻子张宇峰拿美食引诱他，他也毫不动摇。除了"管住嘴"，舒悦还做到了"迈开腿"——通过快走来减肥。每天电视台录像结束后，他都会绕着广场走两三千米，"边走边唱"是舒悦快乐减肥的秘笈。

自从开始减肥，每天早晚脱光了上磅称一下体重成了舒悦的规定动作。眼看着体重从90千克慢慢下降到74千克，即使过完春节，舒悦的体重也没有超过75千克，减肥的成效显著。

更让他意外的是，在减肥的过程中，高血脂居然也不知不觉被"走掉了"。这真是意外而又情理之中的收获！

专家讲解

读懂血脂检验报告

余枫　复旦大学附属华山医院外科主任医师

高血脂是指总胆固醇（TC）和／或三酰甘油（TG）过高，或高密度脂蛋白胆固醇（HDL-C）过低。由于高血脂缺乏临床表现，其诊断须依赖血清学检查。然而，长期未纠正的高血脂可能导致动脉粥样硬化而产生胸闷、气短、心慌、胸痛、乏力、肢体麻木等症状，严重的可直接导致心绞痛、心肌梗死、脑血栓、脑动脉硬化等病症。

一谈到高血脂，人们就会想到化验单上的许多检测项目，还有一些向上、向下的小箭头。相比高血压和高血糖的简单指标，血脂指标经常让人眼花缭乱。一般情况下，化验单中有关血脂的指标由以下四项构成：三酰甘油（TG）、总胆固醇（TC）、低密度脂蛋白胆固醇（LDL-C）、高密度脂蛋白胆固醇（HDL-C）。

三酰甘油（TG）值

血清中含量	健康范畴
高于5.56毫摩／升	高危险范围
1.70～2.25毫摩／升	危险边缘
低于1.70毫摩／升	正常范围

总胆固醇（TC）值

血清中含量	健康范畴
高于6.19毫摩/升	危险范围
5.16 ～ 6.19毫摩/升	危险边缘
低于5.16毫摩/升	正常范围

高密度脂蛋白胆固醇（HDL-C）值

血清中含量	健康范畴
低于1.03毫摩/升	危险范围
1.03 ～ 2.06毫摩/升	正常范围

低密度脂蛋白胆固醇（LDL-C）值

血清中含量	健康范畴
高于4.90毫摩/升高	危险范围
4.13 ～ 4.89毫摩/升	危险范围
3.34 ～ 4.12毫摩/升	危险边缘
2.58 ～ 3.33毫摩/升	正常边缘
低于2.58毫摩/升	正常范围

隐形肥肉大揭秘

沈红艺　上海中医药大学公共健康学院健康营养研究室主任

肉类的香气全在脂肪之中，高血脂患者对于显而易见的肥肉都会敬而远之，但还有些隐形的肥肉很容易被忽略。

（1）排骨：高达30%的脂肪，不动声色地分布在骨棒周围，并深入肌肉纹理之中。

（2）肉肠：一般灌肠类产品中都含有超过20%的脂肪，其中主要来源于故意添加的肥肉糜。

（3）肉馅：饺子、馄饨、包子等面点中的肉馅中也含有一定量的肥肉。

（4）油：无论商家如何标榜自家炒菜用的油"不含胆固醇"和"富含不饱和脂肪酸"，都无法改变一个事实，那就是菜油是比肥肉还要纯的脂肪。

人体的脂肪含量其实和动物的肥肉含量非常接近，无论是以什么形式伪装的肥肉，进入人体之后如果消耗不掉，就会变成脂肪"贴"在身上，也就是俗话说的"贴膘"，令血脂增高，增加脂肪肝等疾病的患病概率。

容易引起高血脂的食物主要分为以下几类：糖类、淀粉类、动物的脂肪及内脏、油炸食物、某些药物（如糖皮质激素、避孕药等）。注意科学饮食，少食高脂肪和高糖食物是降血脂的有效措施。

明星故事

"喝"出中度脂肪肝的曹雄

憨厚朴实、机智灵敏、幽默风趣，这是曹雄给人的印象。二十多年来，曹雄在滑稽戏舞台上塑造了不少形象生动、个性独特的角色。和舒悦一样，曹雄也是"一枚吃货"，而且他的厨艺已经得到了整个节目组和观众的公认，被评选为《36.7℃明星听诊会》节目中最会烧菜的男嘉宾。逢年过节，《36.7℃明星听诊会》的舞台上总少不了曹雄的一道道特

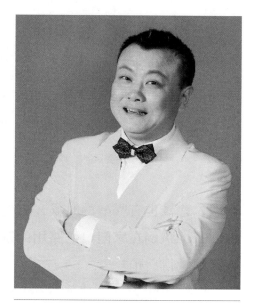

曹雄　上海滑稽剧团演员

色美食，他在节目中做的菜，甚至成了老百姓在菜场买菜的"风向标"。有一次，他在节目中做了一道粉皮鱼头汤，据说第二天菜场的鱼头、粉皮就被统统卖光。他在节目中烧的肺头汤、羊杂汤、腌笃鲜、八宝鸭、红烧肉等经典菜都给人留下了深刻的印象。

会做菜的人自然也很会吃，曹雄曾经在节目中扬言："我对美食怀着至死不渝的态度，能活过60岁就是我的运气。"他和舒悦一样是夜宵爱好者，还特别爱吃动物内脏，如猪肝、腰花、大肠等，全

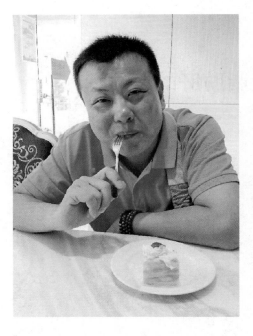

是曹雄的最爱。

除了"吃"得厉害，曹雄"喝"起来更是让人叹为观止。他有着惊人的酒量，被称为"千杯不倒"，65度的白酒喝400克（8两）都没有任何反应。平日里，曹雄一个人在家闲来无事，把四五瓶啤酒当饮料喝；在外应酬，他喝完红酒、啤酒，最后还要再用白酒"漱漱口"。就连在录像休息时间吃个盒饭，也要来一罐啤酒当饮料才过瘾。

当然，曹雄也有喝醉的时候，据他所说，醉得最厉害的一次，他半夜回家，趴倒在家门口修路用的钢板上睡着了，现在回想起来，他自己都觉得后怕！

吃喝如此无度，曹雄的健康终于亮起了"红灯"。在《36.7℃明星听诊会》的一次体检中，他被查出不止血脂高，连尿酸都高了很多，达到490毫摩/升（男性正常值：149 ～ 416毫摩/升）。此外，曹雄因肝脏长期受到酒精的刺激，被确诊患上了中度脂肪肝。

直到这时，曹雄在残酷的体检结果前才认识到问题的严重性。他开始走路锻炼，规定自己每天一定要走5千米，并在一个小时内走完，即使是夏天温度突破40℃的那几天也是如此。他说："走走路、出出汗、排排毒，培养耐力，心情也好。"终于，曹雄靠走路把中度脂肪肝"走成"了轻度脂肪肝。当然，在这里要提醒很多老年朋友，每天锻炼不要过量，强度更要视自身实际情况而定，千万不要硬撑。

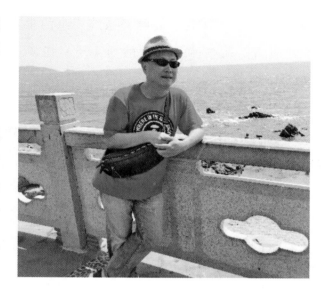

　　然而革命尚未成功，曹雄的胆固醇指标虽有好转，却仍然偏高。看来要摆脱高血脂，戒酒、忌口也是迫在眉睫！

专家讲解

高血脂患者可以喝酒吗

祝峻峰　上海中医药大学附属市中医医院肝病科主任

　　高血脂患者必须戒酒，酒精对人体的影响是弊多利少。首先，酒精含有高能量，1克酒精可以产生29 300.96焦耳（7千卡）的能量，是导致肥胖的重要饮食因素。其次，饮酒可导致食欲下降，影响正常进食，以至于发生各种营养素缺乏。酒精的最大危害是损害肝脏，导致脂肪肝，严重时还会造成酒精性肝硬化。此外，长期饮酒还可能使血脂水平升高、动脉硬化，增加发生心、脑血管意外和患高血压、中风（脑卒中）等疾病的危险。白酒中的甲醇会直接损害末梢神经，导致各类神经系统疾患的出现。

此外，影响血脂波动的因素还有许多。

1. 年龄：年龄越大，血脂越高。

2. 性别：年轻女性的总胆固醇水平比同年龄男性的低，直到停经后渐与男性相当，甚至高于男性，而怀孕的女性则更高。

3. 季节：冬天人体的血脂比夏天高。

4. 工作影响：脑力工作者的血脂比体力工作者高，日夜轮班者血脂也普遍偏高。

5. 生理影响：受伤、急性感染、发热及女性月经期间，血中胆固醇含量会出现波动。

6. 抽烟、酗酒：会导致体内高密度脂蛋白胆固醇值水平下降，三酰甘油水平则上升。

7. 运动：轻微运动时血脂不会有变动，但规律的运动可使血脂降低。

8. 饮食：高脂饮食会使胆固醇上升，高能量、高碳水化合物饮食则会使三酰甘油水平上升。

专家讲解

瘦子就不会患高脂血症吗

沈红艺　上海中医药大学公共健康学院健康营养研究室主任

实际上，高血脂并不是肥胖患者的专利，很多体型苗条的人也会得。膳食中的脂质对体内脂蛋白水平具有重要影响作用，在摄入大量饱和脂肪酸及胆固醇的人群中，其血胆固醇水平比摄入量较低者高10% ～ 25%。

在临床上，体型较瘦的人患高脂血症特点多为低密度脂蛋白胆固醇偏高，而高密度脂蛋白胆固醇水平多低于正常水平，这类人很易患上心脑血管疾病。由于血脂紊乱可以在相当长时间内无症状，许多体型较瘦的人误认为自己与高血脂无缘，在饮食和生活方式上无节制，而一旦出现症状却比其他人更严重。因此，体型较瘦的人也应特别注意血脂。

血脂的来源有两个方面，一方面是吃进去的，有些人认为不吃肉，血脂就一定不高。其实，淀粉、脂肪、蛋白质，如果进食过量了，都可以转化为脂肪。

主食是碳水化合物的主要来源，而碳水化合物又是人体不可或缺的营养素，如果长期摄入不足，会导致营养不良、失衡，还会出现易感疲劳等健康问题，因此不能用水果和蔬菜替代。但是，大量摄入主食，特别是精细的米、面后会使血糖处于高位而影响脂肪的消耗，因此要注意粗细搭配，并控制摄入量。

名医支招 降脂活血美食：蟹柳玫瑰寿司

董耀荣 上海中医药大学附属市中医医院心内科主任医师
主原料：红曲米1份、糯米1份、大米3份。
辅料：蟹柳、黄瓜、海苔各适量。
调料：食盐、白糖、白醋各适量。

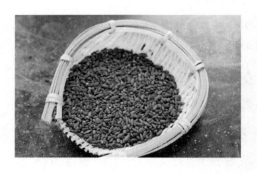

做法：黄瓜切条备用，盐、糖、白醋按1:5:10的比例，熬好寿司醋，拌入蒸好的米饭中，凉至手温即可。海苔铺底，铺一层米饭，放上蟹柳和切好的黄瓜，卷起即可食用。

红曲米，民间称之为红米，以籼稻、粳稻、糯米等稻米为原料，用红曲霉菌发酵而成，为棕红色或紫红色米粒。其性味甘、温，具有健脾消食、活血化瘀的功效，主要用于治疗产后恶露不净、瘀滞腹痛、食积饱胀、赤白下痢、跌打损伤。红曲米有明显的降低胆固醇的作用，每天用量15～50克为宜。

名医支招 自制清肝降脂茶

祝峻峰　上海中医药大学附属市中医医院肝病科主任
食材：姜黄，山楂，荷叶，薏苡仁。

做法：四种药材按照1:1:1:1的比例，加入适量开水，焖40分钟即可服用。

功效：清肝降脂、有一定减肥功效。

该方药食同源，相对安全。在以上基础方中额外添加丹参，有助于软化心血管；加玉米须，则适合尿酸高的患者；加决明子，较适合高血压患者。

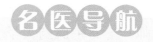

（按本节出场顺序）

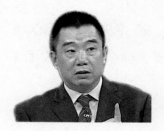

余　枫　复旦大学附属华山医院外科主任医师、副教授，擅长普外科常见病、疑难杂症及肿瘤的诊治与咨询。

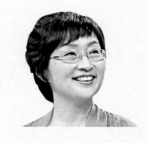

沈红艺　医学博士、研究员、硕士研究生导师，上海中医药大学公共健康学院健康营养研究室主任。研究领域：亚健康中医药干预、慢性代谢性疾病的营养食谱设计、饮食教育新模式等。主编的书籍有《吃我吃我》《乳房抗癌美食》《一餐2克降压食谱》等。

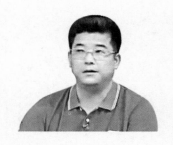

祝峻峰　上海中医药大学附属市中医医院主任医师、肝病科主任、硕士研究生导师。上海市中医药学会肝病分会副主任委员，上海市医师协会消化内科医师分会委员，中华中医药学会肝胆病分会委员。擅长乙肝、丙肝中西医结合抗病毒治疗，肝硬化腹水、晚期肝癌、肝炎后综合征、脂肪肝等慢性肝病的中西医结合治疗。

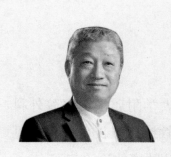

董耀荣 主任医师，上海中医药大学附属市中医医院心内科主任、硕士研究生导师。擅长治疗扩张型心肌病、肥厚型心肌病、心律失常、冠心病、心绞痛、高血压、脑卒中、小血管病变等疾病。

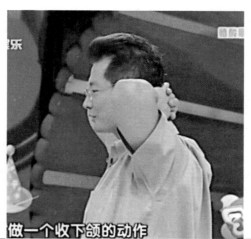

做一个收下颌的动作

3

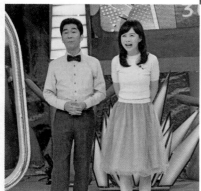

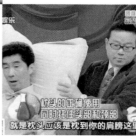

枕头的正确使用
同时托住头部和颈部

就是枕头应该是枕到你的肩膀这里

颈椎病

视频互动

使用微信扫一扫

　　扫一扫二维码，收看《"36.7℃明星听诊会"之颈椎病的症状 ——看似与颈椎无关》

明星故事

打毛线落下颈椎病的杨昆

　　大家都很熟悉著名演员杨昆，她是《成长别烦恼》中一板一眼的好妈妈，也是《辣妈正传》里对诸事都百般挑剔的上海阿姨。她凭借精湛的演技，将人物性格塑造得丰富多彩，在电视荧屏和话剧舞台上，留下了众多好作品。特别是《十六岁花季》里那位人人都爱的班主任童老师，严肃、认真又负责，成了一代人心目中好老师

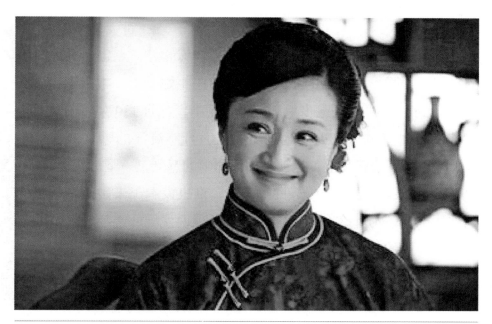

杨昆　著名影视演员

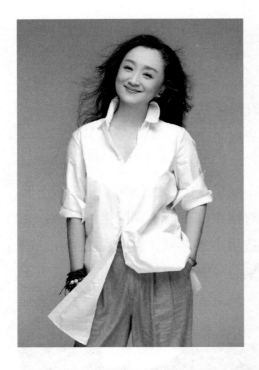

的标准。普通观众对演员的生活总是充满好奇和想象，其实，杨昆在工作外的时间比一般人过得更平淡。

杨昆一不喜欢打麻将，二不抽烟、喝酒，平日里最喜欢的"娱乐活动"就是照料她的四个"狗儿子"，实在是演艺圈的"一汪清泉"。如果你关注她的微博，会发现里面除了工作，就是狗狗长、狗狗短。与朋友们聊起育狗经，是她最"来劲"的时刻。

杨昆爱美，也注重养生健康，她对锻炼健身一点也不马虎。她的自律性很强，有自己的系列规划。前些年她看了一本杂志，说女人要做到三个"3"：跑步机上运动3千米，保证130次/分的心跳，坚持30分钟。风风火火的她马上实践，奔跑流汗的感觉似乎很不错。杨昆一下子就爱上了运动时挥汗如雨的感受，一坚持就是两年。

如果不是杨昆自己在节目中爆料，谁也没看出来她是个严重的颈椎病患者。为什么会患上这个病，还得说说她的兴趣爱好。除了养狗，杨昆的其他爱好都相当静态，比如玩电脑游戏。如果说杨昆养狗是"老法师"级别的，那她打游戏只能用"菜鸟"（指对于某件事情不熟悉操作）来形容。桌面小游戏"泡泡龙"是她的最爱，一玩就是三四个小时，长时间保持一个坐姿，眼睛紧盯屏幕。长年累月，颈椎的生理弧度越来越小，从正常的弯曲趋向于不正常的笔直。

而杨昆另一个爱好——织毛衣也是"颈椎杀手"。她最喜欢的一件毛线大衣曾在《36.7℃明星听诊会》节目中展示过，军绿色的底配上金色的丝线钩花，一看就是花了大工夫！我们以为这件毛衣起码得织半年以上，谁知杨昆却说："一件也就是一两个月……"这意味着在这一两个月的时间内，她每天都长时间地低头，眼睛盯着针尖织毛线、挑花样、设计花纹、搭配颜色……这绝不是常人的颈椎能忍受的。

得了颈椎病之后，杨昆深受各种痛苦症状的折磨。她常常头晕，怎么坐都觉得浑身不舒服。平时坐飞机，两个充气枕头对杨昆来说是必不可少的装备，一个垫在脖子后面，一个裹在腰上，"只有这样人才舒服，我现在已经不敢在沙发上窝着，绝对不敢了！"杨昆在节目中悔不当初。

专家讲解

颈椎病有哪些好发因素

梁裕　上海交通大学医学院附属瑞金医院骨科主任医师

颈椎病是由于颈椎间盘突出、颈椎骨质增生、韧带肥厚压迫神经和脊髓，造成上肢活动受限、走路不稳、肌肉萎缩。

颈椎病的常见致病因素有以下几类。

（1）长时间低头，让头颈处于单一姿势。

（2）习惯歪着身体，扭着脖子，躺在床上看电视、玩手机、阅读书籍等。

（3）睡觉姿势不正确，枕头过高或过低。

（4）经常在晃动的车上睡觉，由于颈部无力支撑，刹车时易出现损伤。

（5）不适当的颈部按摩，严重者会导致瘫痪的发生。

（6）颈部长时间吹空调受凉。

朱桢的歪脖子痛苦人生

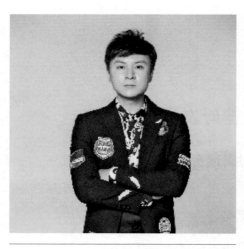

朱桢　上海文广新闻传媒集团（SMG）主持人

颈椎病说大不大，说小不小，折磨起人来，真是让人痛不欲生。"上海名嘴"朱桢和颈椎病斗争多年，还真和它杠上了！

朱桢与颈椎病的"孽缘"开始于一场意外事故。十多年前，在一个颁奖典礼的彩排现场，因为威亚操控失误，导致朱桢从四米高空掉落。当时他

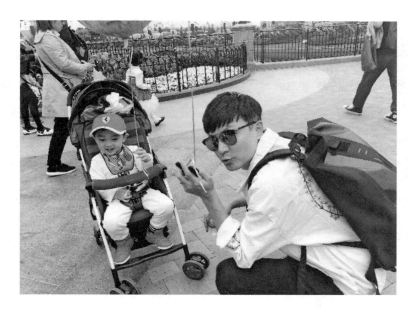

的脖子和腰不偏不倚地重重砸在了观众席的椅背上，这可是抢救不及时可能危及生命的意外。当时已经休克的朱桢被送入长海医院抢救，甚至转入重症监护室。还好命运眷顾朱桢，最后他不仅性命无忧，苏醒后还能马上站立起来。更神奇的是，当天的颁奖典礼上，朱桢谢绝了同事的代班好意，坚持回到舞台完成了工作！

　　难道这次的高空坠落真的幸运到让朱桢毫发无损吗？答

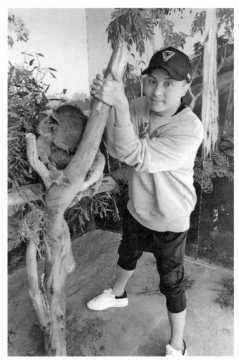

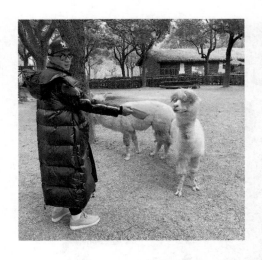

案当然是否定的！

　　两个月后，这位"拼命三郎"再去医院复诊时，磁共振检查结果显示颈椎间盘突出。从那以后，朱桢的烦恼就开始了。首先，他特别容易落枕，一年至少要发生两次，每次都要进行正骨和针灸治疗才能让脖子"活过来"。除此之外，引发症状的原因花样百出，比如打喷嚏，一个喷嚏刚打完，脖子就不能动了；有时候咳嗽稍多些，颈椎立马疼得"拉警报"；如果落枕和鼻炎凑巧一起发作了，那就更可怕了。颈椎病真的把朱桢折腾得够惨！

专家讲解

选枕护颈有窍门

梁裕　上海交通大学医学院附属瑞金医院骨科主任医师

　　为了保护好颈椎，选择正确的枕头尤为重要。睡觉时，枕头应该同时托住头部和颈部。从材料来说，枕头最好有定型，如高弹棉、定型棉，它能给颈椎一定支撑。颈椎病患者可以尝试记忆枕，用高的一头托住颈部，这样颈椎才有正常的生理弧度。药枕更应该枕在颈部而不是头部。枕头高度以一拳到一拳半为最佳。

明星故事

偏头痛原来是颈椎惹的祸

　　许榕真24岁那年，莫名的阵阵头痛可真让她烦透了。为此她去医院将各种脑部检查做了个遍，结果问题不是出在脑子里，而是脖子。医生当时给她的诊断是颈椎退行性病变，许榕真无法相信，这个听上去40岁后才会得的病，竟然会发生在20多岁的自

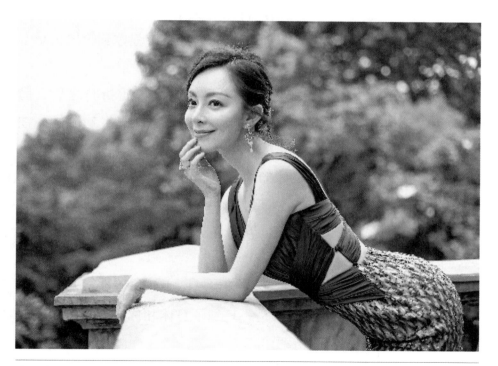

许榕真　上海话剧艺术中心演员

己身上。

其实她不知道，颈椎病早已不是中老年人的"专利"，对于很多坐姿不良的年轻人，或者捧着手机的"低头族"，颈椎病找上门是早晚的事。

一旦得了颈椎病，基本是不可逆的，只会越来越严重。许榕真最严重的一次发病是她刚生完孩子4个月的时候，那天，她和往常一样给孩子喂完奶，转手把孩子递交给阿姨，突然听到"咯噔"一声，随即她整个人就像被施了"定身法"一样，从脖子到腰全部僵住、无法动弹，既躺不下去也站不起来，一阵阵的撕裂痛让她感到无法呼吸。本以为贴个止痛贴就能缓解，然而并没有什么用。当时已经是半夜十二点，痛到流泪的许榕真无奈之下也不管有没有用，打电话让妈妈把家里有的膏药都送来贴上，一直强撑到第二天早上去医院看门诊。

医院里，医生给她又是推拿又是拔火罐。一番折腾之后，脖子的疼痛终于稍稍舒缓一点，并且脖子能动了。医生劝诫她，注意不能让脖子受凉！只要稍有不注意，很容易"悲剧重演"。许榕真真的怕了，再也不想体验这种上半身"瘫痪"的感觉。她为脖子保暖想了一个办法——戴围巾！一来保暖，二来也增加了衣服的多样性，美丽又时尚，从此许榕真养成了随身带披肩的好习惯。

很多疾病都是在年轻时落下的病根，因为年轻，所以总错误地以为身体扛得住也耗得起。可是一旦到了身体和你"算总账"的时候，它可不会管你能不能承受得起！

专家讲解

头痛和颈椎的关系

梁裕　上海交通大学医学院附属瑞金医院骨科主任医师

总是头痛，如果脑部CT检查正常，那很可能是颈椎出了问题。

长期的颈椎病变会压迫神经，影响脑部供血、供氧，因此有些颈椎病患者会产生头晕、头疼等症状，其中偏头痛特别明显，严重的时候还会出现走路不稳、四肢发麻等症状。每个人的表现各不相同，这与年龄、颈椎病变的部位等息息相关。

颈椎病主要有以下"预警信号"。

（1）头晕呕吐：当有头晕的情况发生时，可能是颈椎骨质增生压迫了椎动脉，造成了椎动脉对大脑供血不足，诱发所致。

（2）咽喉痛：颈椎和咽道前后相邻。有时由于颈椎的退化，有可能对局部有刺激，在互相影响作用下，引发咽喉痛。

（3）耳鸣耳聋。

忍痛大半生的关栋天

关栋天自颈椎受伤以来已经过了30年，疼痛也伴随了他30年。

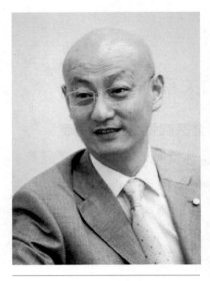

关栋天　著名京剧演员

1988年，关栋天在天津排演京剧时，因为一个叫"吊毛"的专业技术动作吃了不少苦。这个动作需要演员背朝地落下，如果用力过猛，顶多摔疼屁股，可如果发力不够，那就会导致头直接朝下落地，风险性很大。关栋天那天在练习"吊毛"时，一个疏忽，只听"咔嚓"一声脆响，他明白自己的颈椎出问题了。在随后的15分钟里，他一动也不能动，浑身的感觉只有一个字——麻！关栋天被火速送往医院后，医生告知他第5、6节颈椎严重错位，但也幸好只是错位，如果断了，那就面临高位截瘫了。治疗后，关栋天默默忍下了这份疼痛，可随着时间的流逝，疼痛愈发剧烈，让他夜不能寐。颈椎连着神经，时不时抽动着给他"拉响警报"。在妻子的劝说下，再也忍不下去的关栋天只能再次求助医生。

拍完片，做完磁共振检查，拿到数据报告的医生都惊讶了：这意志力真是顽强！原来关栋天的颈椎错位已经压迫了神经根，这种痛感可不是普通人所能忍受的，关栋天居然靠意志力忍了那么多年！医生建议他手术，可即便疼成这样，关栋天依然坚决抵制手术。因为手术分为两种，一种在脖子的前面切开，一种在脖子的后面切开。医生往往选择从前面切开，因为风险小，但对关栋天来说，从前面切开就意味着要承担声带被意外损伤的风险。如果失败，极有可能直接告别舞台，这是他作为一名演员所不愿

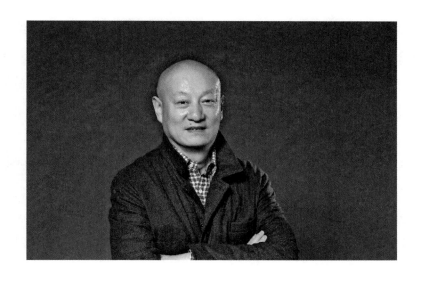

冒险。执意不做手术的关栋天一忍又是七年。他对颈椎手术的恐惧早已超过对疼痛的害怕……

专家讲解

保养颈椎小诀窍

梁裕　上海交通大学医学院附属瑞金医院骨科主任医师

护颈是长远之事。颈椎病的治疗首先推荐制动休息、物理治疗，通过既不吃药也不涂药的方式，以达到最小的损害。其次，可以使用一些外用药消炎止痛，如乳胶剂。病情较为严重则采取外用药与口服药双管齐下，如仍没达到治疗效果，则考虑手术。

以下几点需要注意。

（1）不要长时间保持一个姿势。单一姿势容易造成肌肉紧张，引起颈椎病。因此，维持同一姿势不超过两个小时，要动静结合。

（2）贴药膏要谨慎。很多人肩颈不舒服时会选择贴膏药。其实贴膏药也需谨慎，某些膏药具有刺激性，贴的时间久了，容易导致皮肤过敏。建议贴之前先检查哪一点最痛，将膏药剪成一小块，贴在痛点即可。膏药不在大小，而在于找准粘贴位置。

（3）注意保暖。随身带一条围巾，公交或地铁上空调风势较大，长期吹风容易使肌肉紧张、血液循环不良，诱发颈椎病。

（4）运动要缓慢有力。动作过快很可能造成肌肉的突然拉伤。

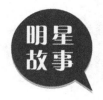

滑稽剧团里的护颈怪招

滑稽剧团中患有颈椎病的人数不胜数，个个都有自己的"独门妙计"。

滑稽前辈林锡彪平时演戏节奏特别慢，就是为了照顾他那不太好的脖子。他的脖子经常无法像正常人一样灵活转动，导致整个人的行动也非常缓慢。为此，有很多热心人来教他做健康操，现在林锡彪依然每天坚持做操，虽说脖子还没完全好，但人变得精神了。

颈椎不好的还有滑稽剧团团长张定国。别看张定国人高马大，可他"这儿疼呀，那儿疼呀"的抱怨天天挂在嘴上。他居然想出了一个在家牵引脖子的"奇门妙招"——2.0版本的"头悬梁"大法。张定国说，最好的牵引办法是将一根绳子挂在门上，一头绑着几本词典一样厚的书，一头固定颈部牵引装置。书在门前面，人在门后面，随着书的重量往下坠，脖子也就自然地被牵引。试想哪天他太太临时回家，看到这一幕，必然会心生疑惑，门上做啥要挂些书？如果他太太好奇心重，使劲拉下那摞书，那门后的张定国可要吃不消喽！

滑稽演员曹雄也不知从哪听说的"吓人土方"，居然号称得了颈椎病只要拿个榔头在脖子上敲敲就能好，而且要一边敲一边放血，血流动了，僵住的地方就能好了。

很多所谓的偏方、秘方大多是伪科学，防治颈椎病一定要遵照医嘱，千万不能道听途说！

专家讲解

解析颈椎病的"实用偏方"

梁裕　上海交通大学医学院附属瑞金医院骨科主任医师

膏药是传统医学的精华。"狗皮膏药"能缓解肌肉酸痛，但它气味重，成分构成复杂，容易导致过敏，并不适合于每个人。

止痛剂含有比较强力的止痛药成分，可以起到临时缓解疼痛的作用，但因为它对肌肉起到临时麻痹的效果，容易让患者降低警惕，从而过度运动，因此不主张长期使用。

坊间流传，枸杞藤加乌梢蛇泡酒喝能缓解颈椎疼痛，如若用药酒蘸湿纱布反复擦拭颈椎，效果更佳。然而，枸杞藤加乌梢蛇药酒养生有余，治病不足，里面较多的成分是酒精，而不是药性成分，确实有驱寒活血的功效，但真正能被身体吸收的药性成分少，主要还是心理作用。

吹风机吹颈椎相当于热理疗的一个过程，对软组织疼痛有一定的缓解效果，但要防止烫伤和过敏。

名医支招 黄芪当归粥

朱凌云　上海中医药大学附属市中医医院脾胃病科主任医师

黄芪补气，当归养血、活血，这两味偏温性的药对颈椎病的治疗有较好的疗效。颈椎病最大的特点是压迫血管，从而造成血液流动的减少，导致供血量、供氧量的减少。黄芪、当归这两味药往往能起到改善的作用。

名医支招 适合颈椎病患者的小运动

纪清　上海中医药大学附属市中医医院推拿科主任医师

爬行和游泳都是对颈椎病治疗有利的运动。颈椎的生理弧度是向前的，这两种运动能让人的脖子抬起来，从而恢复颈椎生理的弯曲度，同时在进行这两项运动时候，颈椎受力很小，可以得到减负。

而打羽毛球或跳绳这类牵拉颈椎的运动，颈椎病患者不宜多做，过多的晃动、挤压、震动，反而会导致颈椎压缩，容易加重颈椎病。

名医支招 颈部放松操

赵杰　上海交通大学附属第九人民医院骨科主任医师

许多人在脖子不舒服的时候会选择做"米字操"，但如果颈椎病患者一直做往复运动，重复不断地低头、抬头，其实并没有太大益处，因为颈椎用得越多，坏得越快，保护颈椎应该更主张正确的肌肉锻炼。

正确锻炼颈部肌肉的方法：轻轻抬头，使颈椎复位。

保护骨骼的本质就是保护好肌肉，坚持正确的肌肉锻炼才能帮助骨骼减少受到伤害。

姿势一：锻炼颈背大肌肉。

动作要领：双手枕在头后部，头部往后仰，手部阻挡头，一次三秒。

姿势二：锻炼颈背小肌肉。

动作要领：双手枕在颈部，收下颌。

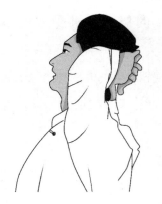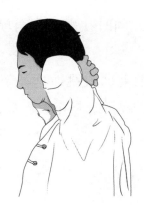

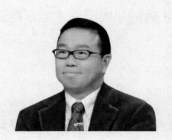

（按本节出场顺序）

梁 裕 上海交通大学医学院附属瑞金医院骨科副主任、脊柱外科主任、主任医师、教授。擅长各种脊柱骨折脱位伴神经损伤，各类脊柱畸形及各类脊柱退行性疾病的微创手术治疗。对于骨质疏松症以及骨质疏松性脊柱骨折也有独到的认识和诊治方法。

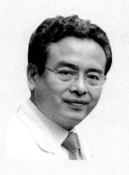

朱凌云 上海中医药大学附属市中医医院脾胃病科主任医师，医院党委书记。擅长运用中医中药治疗各种疑难杂症，如胃炎、消化性溃疡、反流性食管炎、肠易激综合征，以及溃疡性结肠炎等病引起的胃脘痛、吞酸、呃逆、嘈杂、腹痛等病症的调理，尤对慢性萎缩性胃炎、反流性食管炎及胃癌前病变、男性性功能障碍的治疗颇有研究。

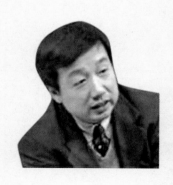

纪　清 上海中医药大学附属市中医医院推拿科主任、主任医师，针灸推拿学教研室主任，硕士研究生导师。上海市中医药学会推拿分会委员，上海市康复医学会中西医结合康复专业委员会委员。擅长中医综合疗法治疗颈肩腰腿痛，骨关节炎，脑卒中，面瘫，头痛，斜颈，腹泻，遗尿及慢性疲劳综合征与亚健康等病症。

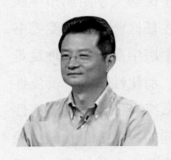

赵　杰　上海交通大学附属第九人民医院骨科主任医师，长期致力于脊柱外科临床科研工作，在脊柱退行性疾病、脊柱结核、脊柱畸形、脊柱肿瘤及其他多种脊柱疑难疾病的诊疗方面积累了丰富临床经验，擅长多种复杂脊柱疾病的手术及翻修手术。

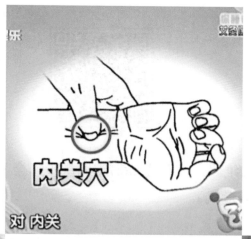

内关穴

对 内关

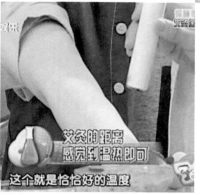

艾灸的距离
感觉到温热即可
这个就是恰恰好的温度

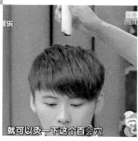

就可以灸一下这个百会穴

4

失　眠

使用微信扫一扫

　　扫一扫二维码，收看《"36.7℃明星听诊会"之你睡得好吗——梦多预示健康危机》

明星故事

薛之谦为睡觉这点事操碎了心

薛之谦可谓是全民偶像，写得了段子，做得了主持，演得了电视剧，而且他的餐饮、服装生意也经营得有声有色。自选秀出道以来，薛之谦经历过很多波折，依靠自身的坚持与努力，终是跨越坎坷，获得成功，收获无数"迷妹"的芳心。大家却不知道，闪耀的明星光环下，薛之谦的心中还有一个"深坎"至今未能跨过。

薛之谦极富幽默才能，被贴上"综艺咖"（综艺节目中较受观众欢迎的成员）的标签后，他更是竭尽所能，搞笑成了他的一道"硬菜"。纵然他会写很

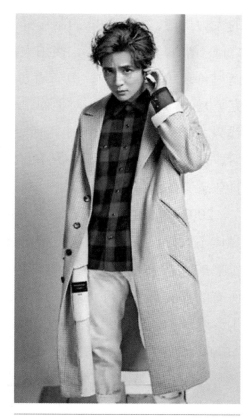

薛之谦　演员、歌手、音乐制作人

多好笑的段子，却没学会如何在深夜安放好自己的"灵魂"。私下里，他最喜欢独处，独自占据一个空荡荡的房间，不需要灯光，安

安静静地坐着就是最放松的时刻。他享受舞台，喜欢台下万人涌动、挥舞荧光棒的感觉，却也害怕光芒散尽后，空无一人的宾馆和夜晚的孤独。

与薛之谦相伴最好的朋友是音乐。自2005年出道至今，坚守音乐已是他的"代名词"。从最初成名曲《认真的雪》唱响大江南北，成为当年的年度最佳歌手，到一度声名沉寂，得不到签约公司的大力扶持，所有的歌曲制作都需自掏腰包。为了热爱的音乐，薛之谦不惜变卖名下房产、接拍大量广告、筹开火锅店……在与原料商讨价还价的交涉中，节省着每一分的开支费用投入音乐制作中。究竟是吝啬还是慷慨，对他而言只看面对的是音乐还是其他，他赚钱只为做更好的音乐……正所谓天道酬勤，在他失眠的多个日夜后，他的音乐也传遍了大街小巷。可在努力获得荣光的背后，是他日益透支的身体。

2008年的时候，薛之谦在《36.7℃明星听诊会》中坦言："最近身体不太好，有的时候感觉很奇怪。早上起来会咳血，咳出来一团黑黑的，揉开以后发现是咖啡色的血块，我要来节目里找专家！"所有的嘉宾听了都吓一跳，这小伙子年纪轻轻，身体这么差？经医生诊断，所谓咳血只是喉咙充血导致的出血，但威胁他身体健康的"真凶"，是深度失眠！

失眠一直是困扰薛之谦最大的问题，他不愿把不好的一面展现给身边的人，但在朋友眼里，早就看出他总在"装健康"，比如他经常感冒；平时吃得不多，也不怎么做运动，就连他自己都承认有些力不从心。薛之谦的朋友罗开元和他一起跑通告，"和他说话也不理你，眼睛就木木地盯着一个地方看。"罗开元的描述立即让人想到"魂不守舍"这四个字。

　　没有经历过失眠痛苦的人是很难感同身受的。薛之谦每日的睡眠量极少，能保证5个小时左右的睡眠时间已是难得，然而他的睡眠质量很差，平时浅眠、易做梦、易惊醒。高强度的工作，低质量的睡眠，让他身心俱疲，这个恶性循环让他每天都觉得很累，但每天又都睡不着。他最夸张记录是连着四天没睡着，直接导致精神不振、思想游离，整个人都处在崩溃的边缘。恰巧又正逢楼上邻居家在装修，"丁零当啷"的敲打声夹杂着钻头高分贝的噪声，仿佛全世界都在向他咆哮。第五天，他实在忍无可忍，让他爸爸订了家附近的旅馆。他甚至把所住房间周围的客房都租下，目的就是为了营造绝对安静的睡眠空间。可即使如此，薛之谦还是辗转反侧地睡不着！夜里两点，他再一次拨通了爸爸的电话："爸爸，我要死了！"这一句吓得薛爸爸连忙打车直奔儿子所在地，带给他两片安眠药。那晚，也许是因为药物的作用，薛之谦终于睡着了，据他描述还睡得挺香，但至此之后，他对安眠药也有了心理依赖。

　　这些年，为了睡个好觉，薛之谦尝试过许多方法，除了慢慢减少药物依赖外，还养成了很多让人匪夷所思的睡眠习惯。首先，他睡觉必须关门，不仅要关卧室的房门，还要紧闭另一个稍远的卧室门，他觉得只有将这两扇门同时关上，才能降噪、安心。其次，在卧室的窗前安装遮光性能超强的窗帘，为了防止两条窗帘中间缝隙漏光，薛之谦还特意在中间加装了一块小窗帘，以保证完全漆黑的睡眠环境。第三样"法宝"是一条十年不换的贴身小被子，比起软硬适度的席梦思，这条软软的、鹅黄色的"至尊"小被子才至关重要，离了它，薛之谦根本无法入睡。此外，床一定要靠墙，怕人掉下去；冬天空调的声音也要想办法控制……薛之谦真的为睡觉这点事操碎了心啊！

专家讲解

失眠的分类

徐建　上海中医药大学附属市中医医院副院长、中国睡眠研究会理事

失眠是最常见的睡眠障碍，是指各种原因引起的睡眠不足、入睡困难、早醒、间断多醒甚至彻夜不眠等。其主要症状为对白天活动表现的影响，例如感觉疲劳、烦躁、情绪失调、注意力不集中和记忆力差等。失眠是一种持续的睡眠质或量令人不满意的生理障碍，对失眠有忧虑或恐惧心理是形成本症的致病心理因素。

一个睡眠周期一般持续90～110分钟，要依次经过下面这些不同阶段：第一阶段是浅慢波睡眠，只持续几分钟，是从清醒向深睡过渡的阶段；第二阶段的睡眠占睡眠时间的45%左右，眼睛活动停止、大脑活动变慢、体温降低、呼吸规律；第三和第四阶段统称为深睡眠，这部分睡眠是恢复精力的主要部分；最后是快动眼睡眠。在整个夜晚，一般会经过4～5个睡眠周期，每个周期依次相连。

失眠症分为三类。

（1）短暂性失眠（小于一周）：大部分的人感到压力、刺激、兴奋、焦虑时，生病时，到高海拔的地方，或者睡眠规律改变时（如时差、轮班的工作等）都会有短暂性失眠。这类失眠一般会随着事件的消失或时间推移而改善，但是短暂性失眠如果处理不当会使部分人转为慢性失眠。

（2）短期性失眠（一周至一个月）：严重或持续性压力，如重大身体疾病，亲朋好友的过世，严重的家庭、工作或人际关系问题等可能会导致短期性失眠。这种失眠与压力有明显的相关性。

（3）慢性失眠（大于一个月）：一般是指每周出现三次以上失眠，持续三周以上。慢性失眠的原因很复杂，且较难被发现。可能造成慢性失眠的原因包括身体方面的疾病（据研究，许多慢性病皆和失眠有关），精神疾患或情绪障碍，用药物、酒精、刺激物或毒品等，有睡眠周期障碍或不规律，睡前小腿不适或睡觉中脚不自主地抽动，睡觉打呼、不规律的呼吸或其他呼吸障碍以及原发性失眠。

专家讲解

梦境反映潜意识

刘晏华　国家二级心理咨询师

睡觉多梦，也意味着睡不沉，在心理学上认为，梦境能反映出一个人的潜意识。从心理学角度来说，梦到故人是对故去的人抱有遗憾，做梦者希望能够与故者有进一步的情感联结。此类梦境某种程度上也可以解释为逝去的人在生前或去世之时并没有完全达成自己的心愿。因此做梦者可能会反复梦到同类片段，和逝者在梦中对话，甚至逝者在梦中提出要求。这些都是情感的延续。

张芳每天没觉睡的"惨痛"回忆

2013年，张芳初为人母，一切以宝宝为重，事事围着宝宝转。生育后的她，心理上发生了巨大的改变。

刚开始照顾宝宝的那阵子，充足的睡眠变成了一个奢侈的愿望，张芳曾经雷打不动的"生物钟"因为宝宝全都乱了套。晚上十点多困得不行，想睡觉？不行，强打起精神等到半夜十二点给宝宝

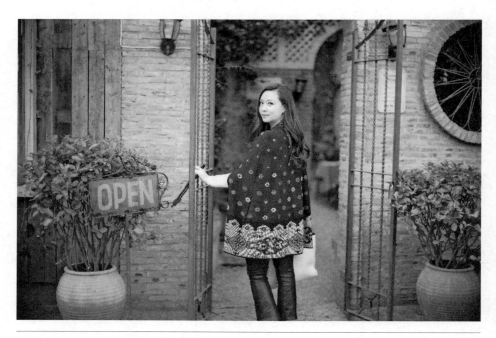

张芳　上海文广新闻传媒集团主持人

喂奶；凌晨四点钟，宝宝醒了，又要喂一次奶；刚睡下没一会儿，清晨的阳光晒醒了宝宝，喂奶时间又到了。"哪怕不在喂奶，也在喂奶的路上。"张芳这样自嘲。

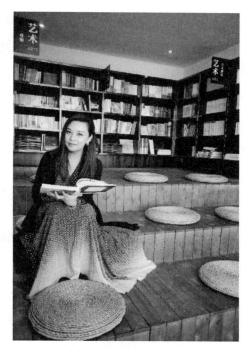

宝宝刚生下来的时候，1～2个小时就要醒一次，那段时间是张芳的"噩梦"，整整好几天，她就像在梦游，白天回不过神，生活的规律就这样乱了，情绪低迷，"心理防线"差点崩溃。被动过上缺觉生活以后，张芳的睡眠不如以前，任何风吹草动都会让她惊醒，各种焦虑的心情随之而来，脾气"蹭蹭"往上涨。老公办事不力，她一定会数落两句："你看我都这么操心了，还不为我省点心。"一争执，她就委屈得想哭，于是就有了张芳拉着老公一边吵架一边哭的逗趣画面。医生告诉她，长此以往只有两条路，要么抑郁，要么躁狂。

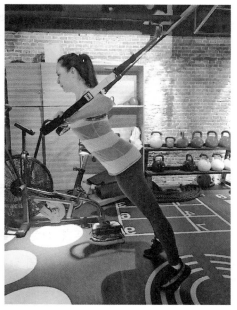

随着宝宝长大断奶，张芳的睡眠质量终于渐渐有所恢复，生活也慢慢回到了正常的轨道。而那段天天没觉睡的惨痛经历，已成为她甜蜜又痛苦的宝贵回忆。

专家讲解

失眠的原因与特征

徐建　上海中医药大学附属市中医医院副院长、中国睡眠研究会理事

失眠的原因主要为以下三种。（1）遗传因素。（2）工作因素，工作时间不定时，经常倒班，无法形成规律性睡眠。（3）个人神经因素，比如艺术的性格，较敏感，容易产生紧张焦虑，从而导致失眠。

失眠的特征主要有：入睡困难、不能熟睡，早醒、醒后无法入睡，噩梦连连，对声音、灯光敏感，容易被惊醒，醒后精力没有恢复，喜欢胡思乱想。

专家讲解

为什么秋季容易失眠

董耀荣　上海中医药大学附属市中医医院心内科主任医师

秋天容易失眠，主要是因为阴液亏损。由于夏季温度过高，人体能量消耗巨大。转入秋季后，人体会进入一个生理修整阶段，一些潜伏在夏季的症状就会出现，机体也产生一种莫名的疲惫感，这也就是人们常说的"秋乏"。做梦、打呼噜都是睡眠质量不好的表现，长此以往，不利于养阴。最佳睡眠原则是夜卧早起，晚上11点以前睡，早晨6～7点起床。

名医支招　梦境预示的健康危机

张晓天　上海中医药大学附属曙光医院治未病中心主任医师

经常梦到吃山珍海味，可能意味着脾胃虚弱，脾胃功能差会导致消化系统疾病，引起便秘，因此要采取健脾补脾的治疗。

经常梦到花草树木，可能反映肝气虚。五行对应着五脏，肝气虚弱的人往往时常觉得疲乏无力，怎么休息都缓不过来。肝气虚的患者可服用酸枣仁汤，或用酸枣仁、洛神花、月季花泡茶喝。酸枣仁有补血、养肝、活血的功效；月季花具有疏肝解郁的功效；洛神花有安神养心的功效。

经常梦到水，或者梦中惊恐万分，可能代表肾虚。肾虚的人往往表现为腰酸、畏寒、虚汗、耳鸣等症状。

经常梦到打架、杀人等的人，往往具有心火旺的特点。这类人往往休息不好，睡完觉比没睡觉还要累，最需要医生干预。

另外，很多人在睡觉的时候会边做梦边流口水，人们往往认为这是睡眠较好的表现，但是从中医角度看，这些人可能是痰湿体质，平时生活中需要化痰祛湿。

身体好的人也可能会做奇怪的梦。从心理学来说，如果一个人比较焦虑，容易多思多想，或者是个完美主义者，那他更有可能是一个多梦的人。而直率、没有心机的人比较容易一觉睡到大天亮。

名医支招 治疗失眠小方法：松弛疗法

史以珏　上海交通大学医学院附属瑞金医院心理科主任医师

催眠方法有很多种，但因人而异。松弛疗法是一种通过呼吸、想象、自我暗示的训练，使自己进入睡眠状态的催眠方式，较为适于普通人。

松弛疗法的具体做法是：双眼轻轻闭上，心里默念"我现在要睡觉了，我什么也不想，我要全身放松"。右手在床上放平，然后抓紧，5～7秒后放松，四肢轮换进行上述动作。慢慢调整心态，放松身心。

运动、"数羊"等传统方式治疗失眠效果因人而异，并不是人人适用，多尝试，找到最适合自己的入眠方式才是最有效的。

名医支招 中医助眠小方法

纪清　上海中医药大学附属市中医医院推拿科主任医师

泡脚对失眠是有疗效的，因为脚底有丰富的毛细血管和神经末梢，泡脚能放松血管和神经，对入睡有一定的帮助。

洗脚20分钟左右，水温控制在45℃左右，能让额头微微出汗即可。过高的水温容易造成出汗过多，让身体感染外邪。每天泡脚后按三阴交穴20～30次有助入睡，揉到出现胀痛的感觉为刚刚好。

艾灸穴位也可助眠，每次15～20分钟，双手穴位各熏一次。内关穴（内侧手腕处）适宜夜里容易惊醒的人群；百会穴（头顶正中心处）适宜夜里多梦的人群；三阴交穴（内侧脚踝上方四指处）适宜晚上难以入睡的人群。

艾灸时，艾条与手臂的距离不宜过远也不宜过近，手臂感受到温热即可，可根据自己的舒适度做适当调整。

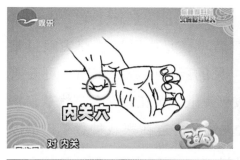
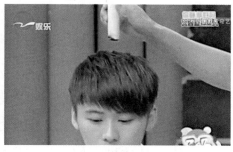
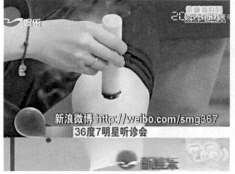
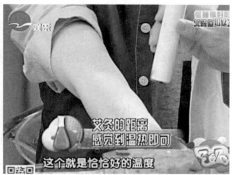

名医支招 哺乳期妈妈都适合的安神好料

周大成　上海中医药大学附属市中医医院肛肠科主任医师

推荐一：四物汤

食材：豆腐、木耳、黄花菜、黄豆芽。

做法：将四样材料煮汤喝即可。

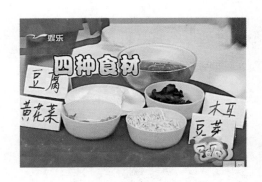

特点：富含蛋白质、膳食纤维。容易吸收、营养丰富，又有改善睡眠的功效，男女皆适合。

黄花菜（金针菜）中药名萱草，是中医里治疗失眠最常见的药食同源的东西，可改善睡眠。用黄花菜煮水泡脚，也能改善睡眠。黄花菜又名忘忧草，据《诗经》记载，古代有位妇人因丈夫远征，遂在家栽种萱草，借以解愁忘忧，从此世人称之为"忘忧草"。

黑木耳可降血脂、血压，适合高血压、血脂高、血黏度高的患者。黄豆芽、豆腐偏凉性，蛋白质比较丰富。

推荐二：小米粥

小米粥富含色氨酸，既能催眠又能暖胃饱腹，小米温润，能健脾胃。现代医学研究也发现食物中色氨酸含量越高，越容易入睡，这是因为色氨酸能促使大脑神经细胞，分泌出一种催眠的"血清素"。而小米的色氨酸含量在众多的食物中名列前茅。

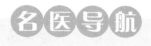

（按本节出场顺序）

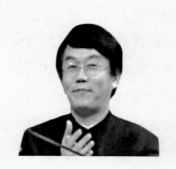

徐　建　上海中医药大学附属市中医医院业务副院长兼中医睡眠疾病研究所所长、中国睡眠研究会理事，全国著名老中医王翘楚教授学术继承人。擅长治疗慢性失眠、抑郁、焦虑症、老年人良性遗忘和伴有失眠为主的心脑血管病、肝病、肺病、血小板减少性紫癜等病症。

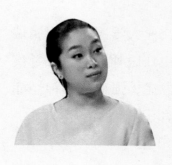

刘晏华　国家二级心理咨询师，国际儿童青少年心理治疗师，中国心理学会会员，香港心理卫生研究发展中心特聘大中华区顾问，中美（哈佛医学院）认知治疗师，APA（美国心理学会）精神分析师。

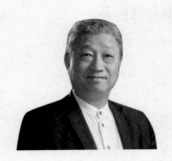

董耀荣　主任医师，上海中医药大学附属市中医医院心内科主任、硕士研究生导师。擅长治疗扩张型心肌病、肥厚型心肌病、心律失常、冠心病、心绞痛、高血压、脑卒中、小血管病变等疾病。

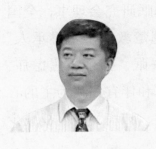

张晓天　上海中医药大学附属曙光医院中心主任、国际健康中心主任、体检中心主任，曙光医院首批高级中医师。注重以中医的整体观来治疗、预防疾病、延缓衰老。擅长中药治疗中风后遗症、高血压、脑动脉硬化、月经失调、肥胖及防治慢性疲劳综合征、抗衰老等。

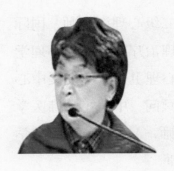

史以珏　上海交通大学医学院附属瑞金医院心理科主任医师，擅长心身疾病、抑郁、焦虑症、强迫症等神经症及睡眠障碍、学习障碍的治疗。

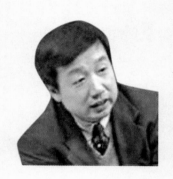 **纪　清**　上海中医药大学附属市中医医院推拿科主任、主任医师，针灸推拿学教研室主任，硕士研究生导师。上海中医药学会推拿分会委员，上海市康复医学会中西医结合康复专业委员会委员。擅长中医综合疗法治疗颈肩腰腿痛，骨关节炎，脑卒中，面瘫，头痛，斜颈，腹泻，遗尿及慢性疲劳综合征与亚健康等病症。

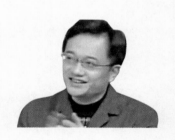 **周大成**　上海中医药大学附属市中医医院肛肠科主任，擅用中医或中西医结合的手术方式治疗肛门内、外疾患，如环状与Ⅲ期以上痔疮、复杂性肛瘘、肛裂、肛乳头肥大、肛管息肉等。

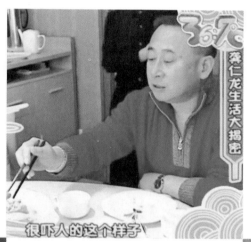

很吓人的这个样子

5

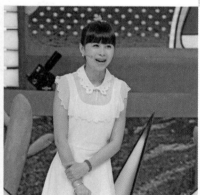

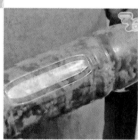

糖尿病

视频互动

使用微信扫一扫

    扫一扫二维码，收看《"36.7℃明星听诊会"之老娘舅李九松快乐退休生活》

滑稽界的"糖太宗"李九松

在节目中，滑稽界的嘉宾们常开玩笑说："唱滑稽这个工作有一点好，绝对不会得癌症！每天不是逗别人笑，就是被别人逗笑。天天笑口常开当然不会得肿瘤。"仔细想想，还真是！滑稽界的老师们主要都是"三高"的问题，可能性格随和开朗的人往往容易放飞自我，心宽体胖，既管不住嘴也迈不开腿。最典型的例子当属滑稽界前辈李九松，人称滑稽界的"糖太宗"。

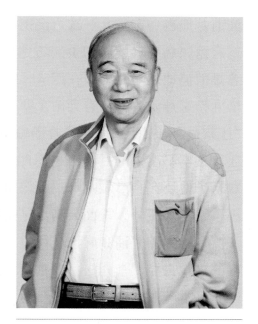

李九松 著名滑稽表演艺术家

李九松出生于1934年，今年84岁。在上海，李九松是家喻户晓的"老娘舅"（上海方言，指在家庭矛盾纠纷中常常出面解决和摆平事端的人），标志性的稀疏头发配上憨憨的长相，往那儿一站就是一出喜剧。生活中的李九松也是个"心特别大"的人，他和糖尿病、高血压相伴多年，这两种慢性病最需要生活方式的控制，但李九松把日子过成了让大家又可气又好笑的"反面教材"!

李九松属于那类让医生最头大、家属最心累的不听话患者,之所以被大家戏称为"糖太宗",就是因为作为"老糖友"的他不仅不忌口,还总吃"违禁品",再也找不到比李九松更"不要命"的糖尿病患者了!

每晚睡觉前,李九松一定要吃一罐甜甜的八宝粥;每次登台表演前,他也一定要吃一罐八宝粥,号称八宝粥就是他的"定心剂"。还有糖尿病患者望而却步的巧克力,嗜甜的李九松怎能放弃呢?他总是悄悄地把巧克力藏在床头,饿了、馋了就来一点。如果有幸到李九松家拜访,你会看到两个塞得满满的冰箱,其中一个就是他的"违禁品私藏点",里面藏着墨鱼蛋、白切羊肉等,都是他的大爱,还有基本不离手的豆干等小零食。海鲜也是李九松的一大爱好,兴致来了他还会自己做呛虾、腌墨鱼蛋。李九松家的冰箱里还有一个黑乎乎的大瓶子,里面装满了昆山咸菜,吃之前将咸菜放净水里漂一漂,拌一拌酱油和麻油就可以当下酒菜了。总之,糖尿病患者该有的自觉自控,李九松一项都没做到!

抽烟喝酒也是李九松曾经的一大爱好。你能想象以前他一边叼着烟一边搓麻将的情景吗?被烟灰烧破洞的裤子数也数不清。李

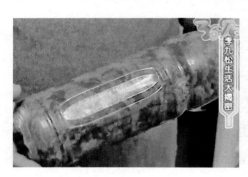

九松家里还藏满了雪茄、板烟,还有各种把玩的烟斗。他居然还有个自己的小酒窖,以前藏的好酒舍不得喝,现在不能喝了,只好闻一闻,"望梅止渴"。

李九松是个矛盾的人,说

他不要命吧，他又特别胆小。在浦东三林塘还没开发的时候，李九松就在那里买了房子。大家都觉得特别奇怪，因为当时那里生活、交通都不太方便，没有多少上海人愿意在那里买房子。原来，是算命的人和李九松说，他要住到地势高、发大水淹不到的地方。他信以为真了！据他的调查，三林塘是上海市区里地势最高的地方，结果搬到了三林塘后，大雨大水没遇到过，李九松的生活却更"甜蜜"了！三林塘的特色——油酥大饼成了他每天的早饭，不光自己吃，还给剧团里的小辈们带。李九松的热心肠值得表扬，但这油酥大饼可不适合他这个"老糖友"啊！

李九松刚得糖尿病时，因为经常要演出，打胰岛素很不方便，而他生病的事又不愿被别人知道，因此一直偷偷摸摸地躲在后台给自己扎针。有一次，李九松在后台偷偷打胰岛素正好被一个朋友撞见，差点误会他在吸毒，无奈之下，李九松这才在大家面前坦露实情。自那以后，没了"面子问题"的李九松每每想满足自己的口腹之欲，就先来上一针。现在的他一天三四针胰岛素，打归打，吃归吃，谁都劝不住！李九松常常自称"半条命人"，他有句名言："没生病时要重视，生了病要藐视。"道理是没错，但藐视不是无视啊！

果然，糖尿病患者"自我放飞"的结果就是并发症纷至沓来！

李九松辞演《老娘舅》很大一部分原因就是糖尿病并发症日益严重。李九松长期随心所欲的生活方式，还导致了其他疾病的发生，每次进医院，都让他和他的家人们吓得直冒冷汗。

先是李九松的胆囊出了问题。一开始，李九松以为是胃不舒服，就到医院里住了两天彻底检查一下，没想到诊断结果居然是严

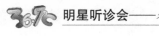

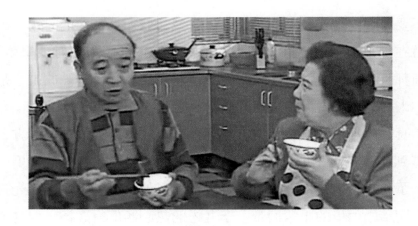

重的胆囊炎,必须开刀!切掉胆囊后,李九松只能自称"无胆英雄"了……

经历了这一关,李九松决定好好休息。谁知他人是休息了,嘴却一点不闲着!结果,管不住嘴的李九松再次进医院了,这次是心血管出问题了,医生建议做心脏支架的手术。胆小的李九松一进手术间,吓得气都透不过来,怕疼的他躺在手术台上叫来两个年纪大的护士,想多打点麻醉药来提高不痛的保险系数,然而专业的护士哪能答应他这个不专业的要求。

李九松悔不当初,早知如此,当初要是能管住嘴,不该吃的别吃,说不定这茬罪就不用受了!

李九松的胆没了,心脏多了支架,接着眼睛又出问题了,他总觉得看东西越来越模糊,想自己年纪大了可能需要配一副老花眼镜。配完眼镜戴上一看,怪事出现了——正常行驶的公交车仿佛都在自己身上开来开去,头都晕了。李九松判断肯定是度数没配准,因此他又去配了一副,可第二副眼镜看稿子或报纸又不行,他又去配了第三副。最后,为搓麻将看清楚牌再配一副,为走路看路牌又配一副，李九松前前后后居然配了五副眼镜，最终还是没有解决视力问题。眼镜店老板直言相劝："你这血糖不稳定，永远配不准啊！"多年的糖尿病再加上血糖没控制好，李九松的眼底病变越来越严重。糖尿病并发症会让人眼睛失明，绝对不是危言耸听！

血糖指标就像李九松生活中的一颗"不定时炸弹"，只要一放纵，它必然会在身体的某处爆炸！李九松的故事告诉我们，控制血糖只用"精神胜利法"是不行的！

专家讲解

什么是糖尿病

张毅　上海中医药大学附属市中医医院内分泌科主治医师

糖尿病是一组以高血糖为特征的代谢性疾病，高血糖则是由于胰岛素分泌缺陷或其生物作用受损，或两者兼有引起。长期高血糖会导致各种器官组织，特别是眼、肾、心脏、血管、神经等的慢性损害、功能障碍。糖尿病，中医称之为消渴，即五脏皆柔弱，善病消瘅，病机为阴虚燥热。

正常人一般空腹血糖为3.9 ～ 6.1毫摩/升，糖尿病患者空腹血糖＞7.0毫摩/升。

糖尿病分为两类。1型糖尿病为胰岛素依赖型，常见于青少年；2型糖尿病为非胰岛素依赖型，发病年龄多为40 ～ 60岁。糖尿病的典型症状为"三多一少"，即多尿、多饮、多食、体重减轻。

糖尿病高危因素包括：有血糖调节受损史、年龄大于45岁、超重与肥胖、近亲家属（父母、兄弟、姐妹或子女）有2型糖尿病、有巨大儿生育史、妊娠糖尿病史、高血压、血脂异常、心脑血管疾病、静坐生活方式等。

"抗糖斗士"王阿姨

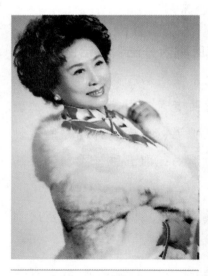

王文丽　著名滑稽表演艺术家

滑稽界特产"糖友"，如果要找个学习的榜样，接下来这位绝对是第一名！

王文丽，上海人都亲切地叫她一声"王阿姨"，她绝对是上海阿姨的"门面担当"！买、汰、烧样样精通，自制糟货、卤味、咸鸭蛋……各式各样的上海老味道都能做出来。王阿姨虽然长得"福相"，看着很有口福的样子，但其实，她也是位需要忌口的"老糖友"了。但她和李九松不同，是一个特别能管得住嘴的"抗糖斗士"。不是不吃，而是有控制地吃，她不仅控制自己每天所吃食物的种类和分量，还积极地寻找适合糖尿病患者的养生食疗方法。

王文丽曾在节目中分享过一个好喝、营养又不容易升血糖的私人"秘方"——五彩汤。每天清晨洗漱完毕后，王文丽的第一杯不是温开水，而是这神秘的"五彩汤"：西芹、苦瓜、黄瓜、半只青椒、半只苹果，一味也不能少，将这五味蔬果打成汁后即可饮用。"这杯东西，你别看它绿绿的。它集聚了5种蔬果全部纤维和维生素，很爽口的，喝完以后我感觉整个人都通畅了。"王文丽介绍道，"天冷时，怕喝凉的闹肚子，就放到微波炉里稍微转一转，一样好喝。"

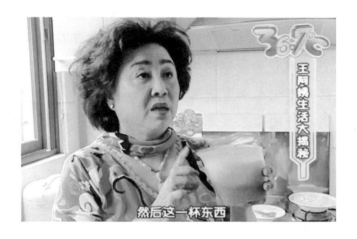

王文丽作为"抗糖模范"，最值得学习的就是她的自觉性。就连平时录制节目时遇到品尝美食的环节，她也是浅尝辄止。另外，她把早、中、晚三顿药装在小盒子里随身带着，一顿不落。有时，她先生也会多加督促："药吃好了吗？"看王文丽过的日子常会感叹，其实糖尿病也没那么可怕，学会健康的生活方式，生活一样能有滋有味。

专家讲解

给糖友的特别饮食宝典

高键　复旦大学附属中山医院营养科主任医师

1. 糖和油不要一起吃。

对于糖尿病患者来说，最重要的就是控制总摄入量。除了要学会控制糖分和淀粉类，高油脂的食物也要控制。

油条就是一个典型的负面例子。在油条的制作过程中，面粉转换为糖，其油脂含量又高，因此能量非常高，对控制血糖不利。糖尿病患者可以尽量选择相对能量低一些、升糖速度慢一些的食物。对于甜食，医生建议糖尿病患者浅尝辄止，切勿贪嘴。

2. 糖尿病患者吃水果要注意。

血糖控制不好的糖尿病患者建议暂时先不吃水果，血糖控制较好时可以吃一些，但也要控制量。每天尽量控制在150克以内，尽量选择含糖量低、升糖速度慢的水果，如梨、苹果、柚子、猕猴桃、香蕉。而葡萄、芒果、西瓜等升糖速度快的水果应该少吃。

此外，糖尿病患者吃水果的时间一定要在两餐之间，这样可以起到调节血糖、消峰填谷的作用。

3. 米饭、白粥配膳食纤维多的小菜。

像米饭、白粥、白馒头这类淀粉类食物升糖速度很快，和蔬菜、豆制品或蛋白质含量高的食物一起吃，可减缓升糖速度。

糖尿病患者饮食种类要丰富，尽量避免单一的淀粉类食物。吃饭时先吃菜，后吃饭，这样血糖不会飙升。主食以一半精白米、一半粗粮为佳。

4.少喝饮料。

能喝出甜味的饮料，含糖量至少为8%。一罐330毫升的汽水的含糖量相当于8块方糖，含甜味过多的食物对健康不利。

5.关于"无蔗糖"食品。

不推荐食用所谓的"无蔗糖"食品。虽然这些食物的配料表中显示没有添加蔗糖，但为了调和口味，其食材的选择更容易偏高糖、高蛋白、高脂肪和高能量，比如有的无糖月饼，放入其中的冬瓜条含糖量极高。

6.关于甜味剂。

糖精因为化学成分较多，不建议长期食用，否则会对身体产生伤害。木糖醇类甜味剂可以适量选择，但也不建议大量长期食用。

糖尿病的早期征兆为疲劳乏力。若"三多一少"（即多饮、多尿、多食、体重减少）的症状十分明显，则高血糖已较为严重。

明星故事

游走在糖尿病边缘的龚仁龙

龚仁龙是滑稽剧团公认的好胃口，以"能吃就吃，挑好的吃"作为自己的健康箴言。

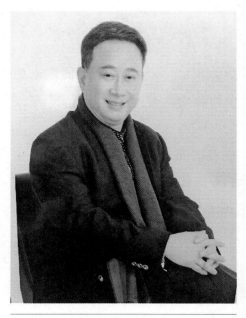

龚仁龙　著名滑稽表演艺术家

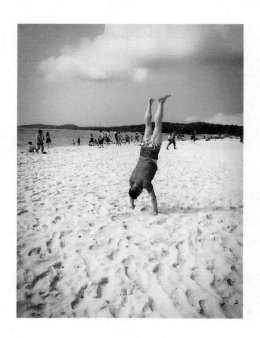

龚仁龙年轻的时候，上过山、下过乡，还做过体育老师，在圈内可是出了名的身体好！提起龚仁龙，大家只有两个字——会吃！

以龚仁龙的标准，蹄髈一定要带皮吃；吃面必不可少猪油，而且只爱自己熬的；水笋烤肉，肉要炖到化成油水被笋吸收；夜宵就爱来一碗最合上海人胃口的泡饭，而泡饭最佳拍档是酱菜、腐乳……

每次上节目录制冬令进补"三锅杀"主题，总少不了龚仁龙这位资深"吃货"来当美食评委。可是再好的消化系统，也经不起这样常年超负荷工作，高脂肪、高能量、高胆固醇的食品对心血管的危害可不是过眼云烟。龚仁龙吃在嘴里，长在身上，血糖越来越不稳定。

龚仁龙是节目开播后第一位参加体检的明星嘉宾，他来的时候相当自信，毫不惧怕做

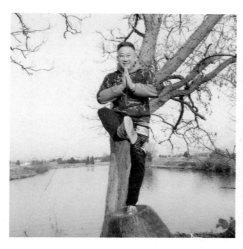 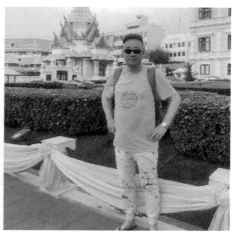

"第一个吃螃蟹的人"！谁知体检结果显示，他的空腹血糖严重超标，当年虽然还没完全戴上糖尿病的"帽子"，但被医生警告已经游走在了"悬崖的边缘"！

龚仁龙代表了生活中很大一部分因为对自己的健康过分自信，反而忽视了身体变化的中年人。这些还未被判为糖尿病的血糖不稳定者，血糖的指标还能恢复正常吗？接下来身体的发展方向会怎么样？完全就看他们自己的选择了！

专家讲解

生活中的隐形糖

郑敏　上海中医药大学附属岳阳中西医结合医院内分泌科副主任医师

有很多加工食物口感并不甜，但实际上在它的制作过程中添加了大量的糖。

1. 果酱：即使是口感偏酸的果酱，也含有大量的糖，这是由制作工艺决定的，大量糖的加入不仅是为了中和酸味，还有防腐的作用。

2. 酸奶：为了调节口味，含大量砂糖。

3. 膨化食品：含大量糖、盐。

4. 蜜饯：无论是哪种口味的蜜饯，在腌制过程中必须加入大量的糖用来调味和防腐。

5. 奶精：不是乳制品，含反式脂肪酸。不仅没有营养，反而对身体的代谢造成负担。

6. 茶饮料：用糖浆制造甜味。

专家讲解

关于糖尿病，你需要知道的

王卫庆　上海交通大学医学院附属瑞金医院内分泌科主任医师
沈红艺　上海中医药大学公共健康学院健康营养研究室主任

现在的中国，大部分地区为糖尿病高发区，这大多由于居民生活条件的改善导致。除了多吃少动外，多吃甜食也是导致糖尿病发生的因素之一。但是得了糖尿病并不是不能吃甜食，只要在医师指导下合理饮食搭配，是可以在合适的时间吃少量甜食的。

糖尿病分为1型和2型，还有某些特殊类型的糖尿病存在遗传因素，但是早期教育、早期预防、早期干预能起到预防糖尿病发生的效果。

大部分糖尿病患者如果没有遗传史，就有可能是因为生活习惯不太健康，吃得多、动得少，导致人比较肥胖。肥胖也分多种，有梨形肥胖、苹果形肥胖。苹果形肥胖指脂肪堆积在躯干部，而梨形肥胖指脂肪堆在臀部，代谢状况可能优于苹果形肥胖，因此苹果形肥胖更危险。肥胖不等于糖尿病，也没有所谓的糖尿病体形，如果身体局部异样肥胖，建议检查内分泌。

血糖偏高的人群在没被诊断为糖尿病时，采取饮食管理、适当运动，甚至加一些降糖药物干预治疗，血糖完全可以恢复到正常水平。如果糖尿病史不长，血糖控制稳定，患者通过医生的治疗和自身的干预，也有可能恢复正常血糖代谢。

目前，糖尿病只能通过相应的措施缓解症状，如1型糖尿病的治疗措施为胰岛素治疗，即使尝试干细胞移植和胰岛移植，目前也无法根治；2型糖尿病患者合理膳食、适当运动和必要的药物降糖，能使血糖得到很好控制。2型糖尿病伴肥胖还可以用手术的方法减轻体重又降血糖。需要用药物长期控制血糖的糖尿病患者，目前还没有治愈糖尿病的方法，只能长期用药。

经常有人问："糖尿病患者吃药是不是不如打胰岛素？"其实不然。如果糖尿病患者自身体内有适当的胰岛素，医生可通过不同机制的药物使胰岛素重新变得敏感，不需要注射胰岛素。每个人体内的胰岛素情况不同，治疗措施还需医生定夺。

名医支招 治疗糖尿病的中药材

张毅　上海中医药大学附属市中医医院内分泌科主治医师

黄精

用量：10 ~ 15克。

功效：润肺、健脾、补肾。

做法：煮粥、煲汤。推荐
黄精猪手汤配以山楂、陈皮。

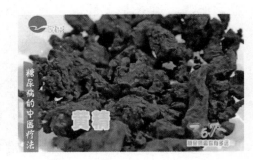

铁皮石斛

功效：生津润肺、提高免
疫力、缓解口干咽燥，对降血
糖有帮助。推荐用鲜品，汁水
更多，生津的功能更强。枫斗
（干石斛）补五脏。

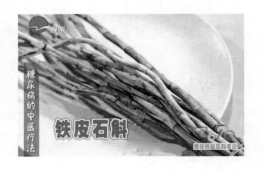

名医支招 中药泡脚

张毅　上海中医药大学附属市中医医院内分泌科主治医师

配料：牛膝、鸡血藤、生姜各30克。

做法：将三味药烧开后再煮半小时，药包可用两次。水温37℃
左右为宜，不要过烫。

功效：活血、补肝肾，缓解糖尿病患者脚发冷、抽筋的症状。

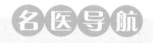

（按本节出场顺序）

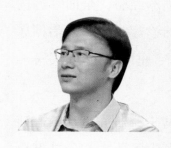

张　毅　硕士，上海中医药大学附属市中医医院内分泌科主治医师。擅长中西医结合治疗糖尿病并发症，如周围神经病变、肾脏病变、阳痿等；甲状腺疾病；内分泌紊乱引起的面部色斑、痤疮。

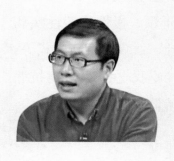

高　键　复旦大学附属中山医院营养科主任医师、营养学博士，长期参与各类疾病的营养治疗、营养保健、营养指导和营养教育等医学营养学相关领域的研究。出版《吃对就健康》《盐与健康》等科普著作。

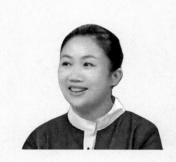

郑　敏　上海中医药大学附属岳阳中西医结合医院内分泌科副主任医师、硕士研究生导师，上海市中西医结合学会内分泌专业委员会常务委员，上海市中医药学会糖尿病分会委员。擅长运用中、西医调治内分泌失调、代谢障碍、免疫异常引起的疾病。

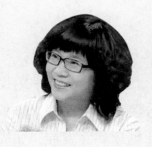

王卫庆 上海交通大学医学院附属瑞金医院内分泌科主任医师、二级教授。具有丰富内科临床经验，全面掌握内分泌代谢疾病的诊疗，擅长诊治糖尿病、甲状腺疾病、垂体-肾上腺疾病。

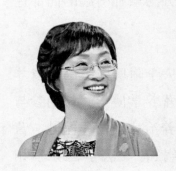

沈红艺 医学博士、研究员、硕士研究生导师，上海中医药大学公共健康学院健康营养研究室主任。研究领域：亚健康中医药干预、慢性代谢性疾病的营养食谱设计、饮食教育新模式等。主编的书籍有《吃我吃我》《乳房抗癌美食》《一餐2克降压食谱》等。

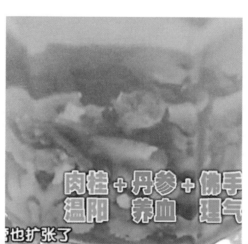

肉桂 + 丹参 + 佛手
温阳　养血　理气

...也扩张了

6

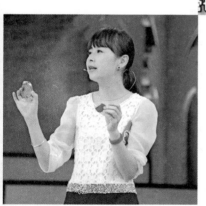

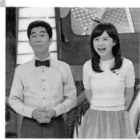

心脏病

使用微信扫一扫

　　扫一扫二维码，收看《"36.7℃明星听诊会"之心脏患重病——看他们死而复生》

明星故事

死里逃生的温喜庆

在《36.7℃明星听诊会》的内部"病历档案"上，记录着很多节目嘉宾的健康秘密。其中，开过大刀、得过重症，经历讲起来比恐怖故事还惊悚的，温喜庆算一个。他的这段经历绝对可以称得上是人生中的"历史转折点"。事实上，温喜庆也是做完了这场开胸急救大手术后才知道，这是一场难度和危险性仅次于心脏移植的手术！

这场改变人生的大病要从他突然倒地说起。那是一个周五的夜晚，温喜庆独自在家中

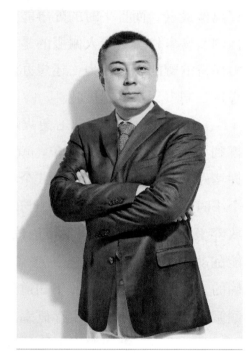

温喜庆 《上班这点事儿》嘉宾、知名媒体人

跑步机上跑步，突然感到前胸和后背猛地一阵剧烈疼痛，仿佛有一个"黑洞"想把他整个人挤压进去。没有过多的挣扎，温喜庆一下子就栽倒在地。

平时，温喜庆是个思路极其敏捷的财经人士，他也是以胜于常人的急智在上海荧幕上走红。在倒地后他做的第一件事，就是趁着自己的意识还清醒，赶紧打电话求救。而这个重要的求救电话，他既没有打给家人，也没有打给"120"急救中心，而是选择打给与他住在同一个小区的同事。温喜庆为什么要这么做呢？他说，首先他怕自己坚持不到"120"急救车来；其次，他挑选的这位同事不仅离他最近，而且平时的处事能力非常强，他判断此人能够应对这样的突发事件。更让人佩服的是，在这样的状况下，温喜庆不仅努力保持清醒的思维能力，还想办法把家里大门打开，以防万一自己昏迷，同事无法进门援救。

一切如他所料，同事心急火燎地赶过来，把瘫倒在地的温喜庆挪到了床上，一切准备就位，就等"120"急救车。上海市区里的拥堵路况导致急救车过了近1个小时才抵达，在这漫长又煎熬的1个小时里，温喜庆又做了一个与常人不同的判断和决定——他执意放弃坐私家车去医院，要等急救车的到来，他说："毕竟有的病不能乱动！还是救护车保险一点。"后来的结果证明，这个决定是正确的。虽然当时温喜庆并不知道到底身体哪里出问题了，但是减少颠簸和移动增加了他的生存概率。

进医院后，最初的诊断是疑似尿路结石。温喜庆心中存疑："我知道很多病及时确诊是最重要的。"他觉得自己需要多些渠道来确诊，因此，即使已经躺在了急诊室里，他仍强撑着一口气，利用自己和朋友的人脉寻找专家。专家抵达现场后立即给他做了CT，最后终于确诊了——心脏主动脉夹层破裂，一个死亡率极高的突发性心脏疾病！即使是医学发达的今天，主动脉夹层破裂这种疾病仍是致命的，很有可能当场死亡。

温喜庆的主刀医生和他说，他的血管天生比别人细，血管壁又薄，这次发病有一半属于先天因素，还有一半原因是高血压。温喜庆是东北人，极好"杯中之物"，酒量了得。长期以来，他抽烟、喝酒、熬夜，胡吃海喝还热爱夜宵。2012年，温喜庆体检时就查出血压数值不稳定了。但是因为医生当时没给他扣上高血压的"帽子"，他就完全没把这件事放在心上。其实，在这种状况下就应该采取干预措施，最起码要调整自己的生活习惯。温喜庆没有这个意识，白白失去了控制血压的大好时机，而这次差点要了他性命的心脏主动脉夹层破裂的最直接诱发因素就是高血压！

这是一场长达6小时的大手术，温喜庆周五晚上入院，醒来已是周二下午，三天多的昏昏沉沉让他对人生有了新的感悟。

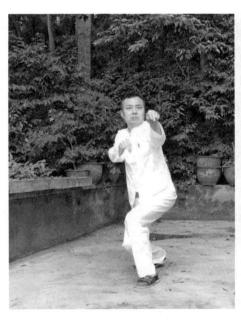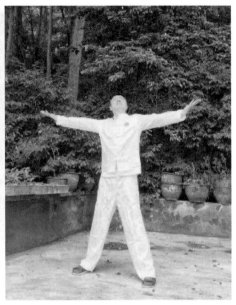

温喜庆在节目中是这样描述的:"我感觉在一个地方行走,不停地往前走……那个地方是灰色的,也没有声音。有一大群奇形怪状的东西跟着你,一团一团的。那里也有管理人员,长得挺凶、挺壮的,在无声地咆哮。我有点害怕,不敢闹事,心想先观察一阵。我就跟着他们走,走着走着,我就不耐烦了。我说:'你这什么也不干,在这傻走干什么?我也是个企业高管,你得和我讲清楚……'后来,就听见有人叫我的名字,我想怎么有声音了,抬头往天上一看,看见亮光了,就觉得人变轻了,然后就回来了,看见了手术室的灯……"一段非常玄幻的经历,把现场所有的来宾都吓得一愣一愣的,这种特殊体验,应该没人想要经历吧!

温喜庆做手术时他的妻子恰巧不在身边,这便牵动了很多朋友的心。手术知情同意书是温喜庆委托他公司老板签的,这位老板硬着头皮足足签了几十页,上面写满了各种各样的并发症、无数未知的可能性,吓得他手都抖了。内心更恐惧的当然是温喜庆本人,脑海中无时无刻不上演着"黑洞小剧场"。手术结束后,温喜庆躺在病床上,看着身上到处插着的管子,感到一阵阵后怕。

温喜庆住院的那阵子,过得很清闲也很清淡。每天滴油不沾,只能吃稀饭和蛋清。以前他整个人很浮肿,现在清瘦了许多,脸色也白了很多。温喜庆出院时足足瘦了5千克,就连鼓鼓的"将军肚"也没有了。

经历了这次生死劫,20厘米的瘢痕永久地留在了温喜庆的胸口。他说,每天洗澡的时候,看到这条瘢痕便提醒自己:我又活了一回,要珍惜!经历这件事后,温喜庆立誓不再喝酒,戒烟虽未成功但也大幅减量,也尽量争取每晚早点睡。

其实，温喜庆的生活模式与许多白领精英的生活方式一样，高强度的工作压力、没规律的胡吃海喝，使身体遭到了"粉碎性"的伤害。想当年，温喜庆带着护腰上节目，痛苦地诉说得了严重的腰椎间盘突出症，可现在和这场手术一比，他自己都苦笑着说腰不好都不算事了。

可是，温喜庆"历劫"归来，自律的日子没过两年，痛苦的记忆渐渐淡去，他似乎忘了当年手术室的"血雨腥风"，又开始"放飞自我"了。每天总要喝两杯酒，降压药总是忘了吃。问到最近一次的血压记录，居然仍是三年前的测量结果，没有更新过！可高血压就是心血管疾病的一根"导火索"，不知何时又会引发意外。我们可再也不想在节目中听他讲新的历险故事了！

专家讲解

什么是心脏病

沈成兴　上海交通大学医学院附属新华医院心内科主任医师

心脏病按病因分类可分为先天性、风湿性、动脉粥样硬化性、高血压性、肺源性、感染性、内分泌和代谢性、贫血性、中毒性等多种类型；按病理解剖分类可分为冠状动脉病变、心肌病变、心内膜病变、心包病变、心脏肿瘤以及心脏、大血管各种先天性畸形等；按病理生理因素分为心绞痛、心肌梗死、心律失常、心力衰竭、心源性休克、乳头肌功能不全、阿-斯综合征等。

心脏病的常见症状有心悸、呼吸困难、发绀、咳嗽、咯血、胸痛、水肿、少尿等，常见体征有心脏增大、异常心音、心律失常、脉搏异常等。

心脏病的高危人群主要为肥胖者，高血压、高血脂、高血糖的"三高"人群，抽烟者，饮酒者，甲亢患者等。

钱懿总觉得一睡着死神就会靠近

心脏被誉为人体的"发动机"，但凡心脏有点不舒服，每个人都会很紧张，滑稽演员钱懿就有过一次"虚惊一场"的人生体验。

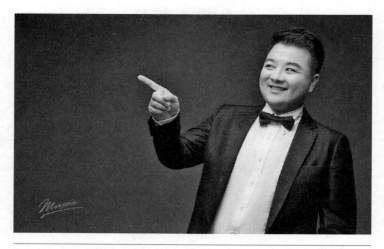

钱懿　上海滑稽剧团演员

当时临近年关，演出非常密集。一个月近百场的工作量让钱懿连睡觉的时间都没有，尤其在外地的工作，连夜的赶路奔波使他相当疲倦。某天半夜，躺在床上的他突然觉得自己心脏跳动不规律，还有一种呼吸困难的感觉。于是他本能地捶胸，并且推醒了身边的老婆。幸好几秒钟后，心跳又恢复正常，但这一反常的现象，吓得钱懿那晚坐在床边久久不敢入睡。

第二天，他把昨晚的恐怖经历告诉了单位的同事们，前辈沈荣海老师连忙叮嘱他不可大意，最好去医院做个全面的心脏检查，因为他有一个朋友就是先觉得胸闷，某次倒地后就再也没有起来过。钱懿吓得再也坐不住了，演出一结束连忙赶到医院做检查。医生的建议是做心脏彩超检查，再做24小时动态心电图。可是，钱懿却坚决要求住院检查，他觉得只有这样才最安全，也能查得彻底。

当天晚上，住进病房的钱懿依旧心神不宁。深深地怀疑自己得了大病的他，总觉得一睡着死神就会离他很近……那天半夜，隔壁床位病友的心电监护仪本来规律地发出"滴、滴、滴"的声音，突然变成了"滴——"，这一突发情况虽然与他无关，但吓得本就已是惊弓之鸟的钱懿又在床上坐了一晚上。第二天查房的时候，他向医生提出再加做一个心脏造影的检查。虽然他并不清楚这是个什么样的检查，但他觉得只有把最贵的、最全的检查都做了才最安心。病房里的其他病友看不下去了，问他："朋友，你知道这个造影怎么做吗？是要在你大腿根部切开股动脉，用一根管子接入心脏，注入造影剂才能看清里面的血流情况。然后这大腿股动脉的伤口，要用沙袋按压12小时，躺在床上一动不能动的，不然动脉血会喷到天花板上！"瞬间，钱懿就被这样的风险给吓到了。就在他被自己

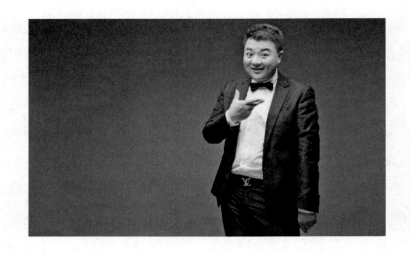

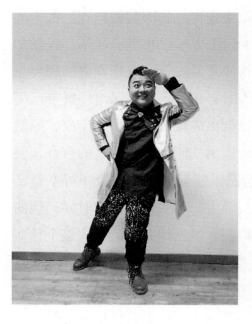

吓得全无主张的时候，他的太太理性地建议听医生的专业意见，先做心脏彩超和动态心电图检查。如果真的查出心脏有大问题，再做进一步的检查也不迟。

幸运的是，最终检查结果显示钱懿的心脏并无大碍，那晚的不适是心脏期前收缩（早搏）引起的，而偶发的早搏是由于那段时间超负荷的工作，外加长时间没有休息好所导致的。只要恢复规律的作息，安心静养一段日子，心脏的早搏就会消失了。

关注身体的健康信号是值得提倡的，但是在没确诊前过分紧张，自己吓唬自己也是没有必要的。

专家讲解

容易被忽视的心绞痛

沈成兴　上海交通大学医学院附属新华医院心内科主任医师

真正的心绞痛，疼痛点不一定在心脏本身，而是在胸部正中的胸骨处。这种疼痛感容易放射到上腹部、肩背部、下颚等部位，容易被当成胃痛或牙痛。在日常生活中，如果经常出现胸闷，就要提高警惕，尤其是经常劳累后胸闷，不能自以为平时健康就忽视。

长期的血糖增高会影响血管，糖尿病患者容易发生无痛性心肌梗死，当患者出现心肌梗死或心脏严重供血不足时，自主神经会被破坏，身体并不会产生心绞痛的症状，痛觉神经迟钝，导致心力衰竭。

专家讲解

心脏病的其他征兆

肖明第　上海远大心胸医院院长兼心外科主任

心脏病还会有一些其他症状。

（1）嘴唇发紫、手指如鼓槌：手指或脚趾末端明显粗大，且指甲甲面凸起，如鼓槌状，可能是慢性心源性心脏病。

（2）锁骨到耳垂的静脉变粗：平躺时，由锁骨上延伸到耳垂方向凸起一条静脉，约小指粗，很有可能是右心功能不全，心脏回流受影响或心脏淤血。

（3）下肢水肿，静脉回流不畅：下肢水肿往往是心脏功能不全导致静脉血回流受阻的表现。

名医支招 三味中药防心梗

董耀荣　上海中医药大学附属市中医医院心内科主任医师

（1）肉桂（桂皮）

功效：温补阳气、扩张血管、帮助改善睡眠，对调控血压有辅助作用。

超市中的桂皮和药用桂皮还是有区别的。中药房的肉桂皮厚，品质相对更好一些，烧肉、泡茶皆可。

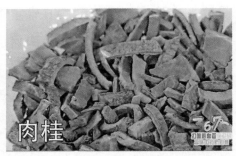
肉桂

（2）丹参

功效：养血、活血。

丹参价廉物美，是适合大部分人的保健品。

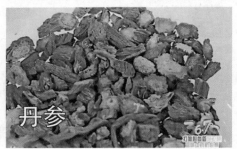
丹参

（3）佛手

功效：理气不伤阴，不上火。

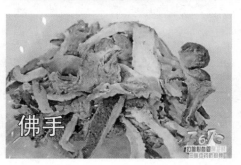
佛手

1.5 克桂皮、9 克丹参、3 克佛手，沸水泡以上药材半小时，分两次吃完。除特别容易上火的人群，大部分人都可以将其作为冬季血管保健饮品。

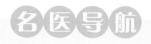

（按本节出场顺序）

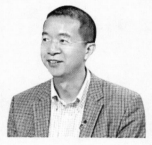

沈成兴　上海交通大学医学院附属新华医院心血管内科行政副主任、心脏介入诊治部主任。江苏省医学会微循环学分会副主任委员，《中华心血管病杂志》审稿专家。

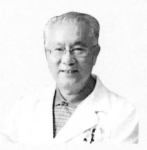

肖明第　上海远大心胸医院院长兼心外科主任。曾任中国医学科学院心血管病研究所、北京阜外心血管病医院外科副主任医师、科主任、研究室主任，国际心胸专家俱乐部（IMCSC）主席。

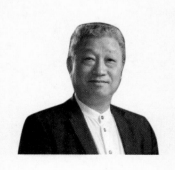

董耀荣　主任医师，上海中医药大学附属市中医医院心内科主任、硕士研究生导师。擅长治疗扩张型心肌病、肥厚型心肌病、心律失常、冠心病、心绞痛、高血压、脑卒中、小血管病变等疾病。

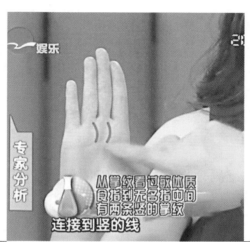

7

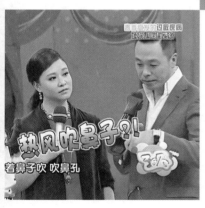

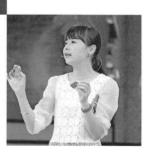

过敏性鼻炎

视频互动

使用微信扫一扫

　　扫一扫二维码，收看《"36.7℃明星听诊会"之春天要养生——私房菜大搜罗》

明星故事

范湉湉的鼻孔里可以拉出猫毛

范湉湉做过演员、主持人，近年通过网络节目《奇葩说》成为一个不肯压抑自己天性的"奇葩快嘴"。作为《36.7℃明星听诊会》的老朋友、周瑾的好姐妹，她爽朗外向的个性、率真可爱的形象也在节目中表现得淋漓尽致，尤其是她积极主动的爱情观让人印象深刻。然而私底下，范湉湉却有着不为人知的敏感和细腻。曾经经历过坎坷感情的她，对于爱情的态度也变得格外小心翼翼。

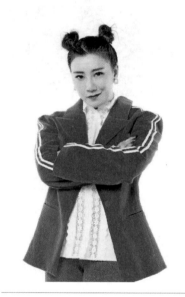

范湉湉　演员、主持人

和很多单身女性一样，养宠物是她的爱好，更是她的情感寄托。她在家养了三只猫和一只鹦鹉，这些宠物们对她而言，就如同自己的家人。但是，家有三只猫造成的直接后果就是家中猫毛泛滥。据她自己的描述，情况已经夸张到随时都可以从她的鼻孔里拉出一根猫毛来。而不巧的是，范湉湉自身是个对猫毛严重过敏的患者，经常过敏的后果就是下巴、脖子的皮肤因为经常红肿而变得粗糙，并且长出不易消退的"小颗粒"。她也经常出现咳嗽等不适症状，甚至在咳嗽时还会咳出猫毛。很显然，范湉湉的爱宠们就是她最直接的过敏原。

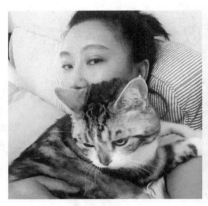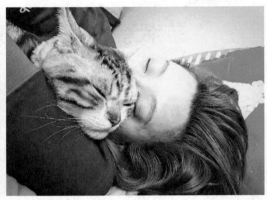

远离过敏原，是治疗过敏的第一步，但是对宠物有深厚情感的范湉湉不愿意放弃视同亲生儿子一般的宠物们，更对将来的另一半放言："要爱我，就必须爱我的宠物们，否则宁愿选择宠物而不是男人！"范湉湉其实代表了很多因为饲养宠物而引发过敏的人群，连原本想要规劝她把爱宠送走的医生都无奈了。也许很多人和范湉湉一样，认为过敏就是忍一时的难受，又不危及生命，吃点药，甚至忍一忍就过去了。事实真的是这样吗？

专家讲解

什么是过敏性鼻炎

王德辉　复旦大学附属眼耳鼻喉科医院副院长

过敏性鼻炎是一种吸入外界过敏性抗原而引起的疾病，以鼻痒、打喷嚏、流清涕等为主要症状，又称变应性鼻炎，为人体对某些变应原（亦称过敏原）敏感性增高而发生在鼻腔黏膜的变态反应，也是呼吸道变态反应常见的表现形式，有时与支气管哮喘同时存在。在疾病发作时可伴有眼结膜、上腭及外耳道等处的发痒。变应性鼻炎是一个全球性健康问题，可导致许多疾病和劳动力丧失。

过敏是指免疫平衡失调，并不等于免疫力低下。容易过敏，不是免疫力不好，而是免疫力过于旺盛。免疫系统是人体抵御病原性生物侵害和清除体内异常细胞的特殊防御机制，正常的免疫力是维持人体内外环境的稳定，一旦免疫力失去平衡，就会导致身体出现各种异常表现，包括过敏。

过敏性鼻炎的症状主要为以下7种。

1. 喷嚏：常有阵发性喷嚏，少则3~5个，多则十几个甚至数十个，多在晨起、夜晚或接触致敏原后立刻发作。

2. 鼻涕：大量清水样鼻涕，患者每天擤鼻十余次，重者鼻涕常如水自流。

3. 鼻塞：程度轻重不一，发作时很严重，缓解时可消失。

4. 鼻痒：多数患者有鼻痒的症状。

5. 嗅觉减退：由于鼻黏膜水肿明显，部分患者还有嗅觉减退症状。

6. 嗅觉障碍：如果是由于黏膜水肿、鼻塞而引起者，多为暂时性。因黏膜持久水肿导致嗅神经萎缩而引起者，多为持久性。

7. 憋气、窒息：鼻腔经常被大量液体堵塞，当人入睡的时候，口部习惯性闭合，会使人憋气，严重时可导致窒息。

过敏性鼻炎发作期可伴有眼痒、耳痒、暂时性耳鸣、听力减退、头痛，或伴有其他变态反应性疾病的相应症状（如哮喘、荨麻疹、腹痛、泄泻等）。

专家讲解

孩子得奶癣就意味是过敏体质吗

吴文育　复旦大学附属华山医院皮肤科主任医师

奶癣就是过敏性荨麻疹，患奶癣的孩子本身就是过敏体质，因此长大之后很容易患过敏性哮喘，随着年纪的增长，还会演变成过敏性鼻炎。研究显示，如果父母有一方患有过敏性鼻炎，那么孩子得过敏性鼻炎的概率将达到50%。如果父母双方都患有过敏性鼻炎，那么孩子得过敏性鼻炎的概率将达到75%。

需要注意的是，孩子患过敏性鼻炎的表现与成人不同，经常表现为鼻塞、鼻痒、睡觉打鼾等。

鼻子让张芳成了最灵敏的"卫生监督员"

重庆妹子张芳是《36.7℃明星听诊会》的老朋友，节目中，她热情、亲切的形象深受观众喜爱。而生活中的她，因为直率、义气、善良的性格，身边时常围绕着许多好朋友。然而刚从重庆来到上海工作的时候，她却有一段时间被朋友百般嫌弃。那段时间，她常常突然喷嚏不断，鼻涕直流。她自以为是感冒，但又没有其他

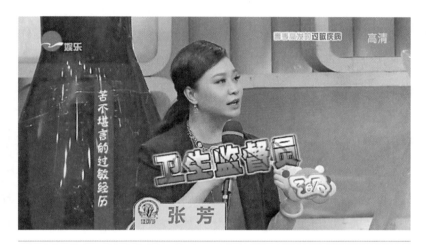

张芳　上海文广新闻传媒集团节目主持人

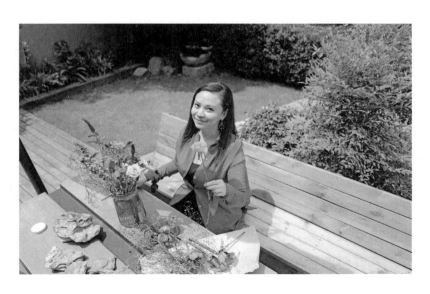

感冒的症状，而且总是突然发作又突然消失。但身边的朋友却误以为她得了感冒却不采取防护措施，聚会、聚餐时，张芳就成了经常被朋友嫌弃的人。直到上了节目、听了医生的科普后她才知道，原来自己得的根本不是感冒，而是过敏性鼻炎。感冒从发病到痊愈一般需要3～5天，严重者甚至需要一周的时间。而过敏性鼻炎的发病时间短则几分钟，长则几小时至半天，一般不会连续几天不间断地发作。

自此之后，张芳凭借鼻子成了最灵敏的"卫生监督员"。一旦周围的环境不够干净、整洁，鼻子就会第一个"抗议"，甚至还因此结束了一段感情。当年张芳去前男友家做客，刚进房门坐下一分钟，就开始不停打喷嚏、流眼泪，连续打了十几个喷嚏，连耳朵也跟着痒起来。不停擤鼻涕的张芳忍不住抱怨起来："你家里真的很脏唉！"前男友很诧异："你怎么会知道？"张芳淡定地回答："我的鼻子告诉我了。"自此，这段还没开始多久的感情也被张芳果断抛弃了。

好笑的是，自从患上了过敏性鼻炎，张芳还养成了一个怪癖——一打喷嚏就想嗑瓜子。以至于每当她开始打喷嚏，她丈夫就会赶紧去买点瓜子备着。至今，也没人搞明白这里面到底有啥因果关系……

深受过敏性鼻炎困扰的张芳，开始抱着"神农尝百草"的精神寻找各种偏方。听人说，吃香菇炖牛奶可以治疗过敏性鼻炎，她马上就回家尝试，谁知道才吃了第一口，就因为诡异的味道而放弃了；又听说大蒜汁可以缓解鼻炎症状，于是她便尝试着用棉签蘸上大蒜汁直接塞入了鼻孔，结果立刻被辣得受不了。而对于张芳的这些偏方，五官科医生给出的结论是：不仅没有科学依据，还会伤害鼻腔黏膜！

事实证明，治病还是要去正规医院寻求专业医生的帮助，万万不可轻信网上或者民间的所谓"偏方"，不然最后吃苦的还是自己。

专家讲解

发现过敏原的重要性

王德辉　复旦大学附属眼耳鼻喉科医院副院长

过敏是一种人体的变态反应，是人对正常物质（过敏原）的一种不正常的反应，当过敏体质的人群接触到过敏原就会发生过敏。过敏原有花粉、粉尘、异体蛋白、化学物质等几百种，在过敏反应的发生过程中，过敏介质起着直接的作用。过敏原是过敏的外因，而人体免疫失衡，T_2免疫反应增强，T_1免疫反应减弱是过敏性鼻炎的内因。

过敏原主要分为吸入性过敏原和食物性过敏原。吸入性过敏原是过敏性鼻炎的主要原因。

1. 尘螨：在亚热带和热带地区最主要的螨为屋尘螨、粉尘螨等。屋尘螨以人类皮屑为食，主要生活在床垫、床底、枕头、地毯、家具及绒毛玩具中，在温度较高（20℃以上）且潮湿（相对湿度大于80%）的环境中繁殖最快。空气中的螨过敏原浓度与过敏性鼻炎的发病有关。

2. 花粉：风媒花粉由于飘散量巨大且能远距离传输，可影响远离花粉源数百甚至数千米的人群。虫媒花粉只有直接接触才会致敏，如农艺师和花店店员。花粉的致敏能力随季节、地理位置、温度和植物种类而变化。大多数花粉过敏者患有结膜炎。

3. 动物皮屑：动物的皮屑及分泌物携带致敏原，在室内尘土和家具装饰中广泛存在。

4. 真菌：真菌向室内外环境中释放过敏原性孢子，在湿热环境生长迅速。

5. 蟑螂：过敏原见于其粪便及甲壳中，颗粒较大，不在空气中播散。

6. 食物：在过敏性鼻炎患者不伴有其他系统症状时，食物过敏反应少见。且食物过敏和过敏性鼻炎发病的关系并不密切，相关度较低。另一方面，在患者多个器官都有过敏症状的情况下，食物过敏反应常见。对婴儿来说，多数是由牛奶和大豆引起的；对成人来说，常见食物过敏原包括花生、坚果、鱼、鸡蛋、牛奶、大豆等。

随着年龄的增长，免疫系统的功能减弱，过敏症状也就不会那么严重，但对过敏原的反应并不会降为零。

来自"敏感星"的高源

恬淡儒雅、与世无争、温和而又内敛，这是很多观众对高源的

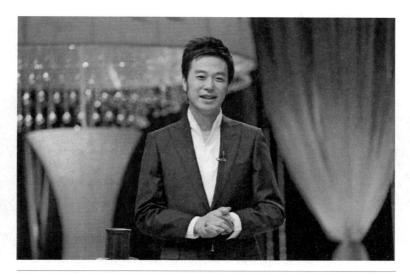

高源　上海文广新闻传媒集团节目主持人

第一印象。曾游学美国，闯荡京城，兜兜转转最后却因为好友的推波助澜，机缘巧合登上了《家庭演播室》的主持席。然而，你一定没见过高源深受过敏性鼻炎之苦，躲在角落里擤鼻涕的狼狈样子。

高源的体质相当敏感，几乎所有的过敏症状都在他的身上发生过。曾经他去美国，刚踏入机场就因为水土不服而全身红肿。在录像前，有灰尘、气味的摄影棚也常常会引发他喷嚏不断，眼泪、鼻涕一大把。对于他这样的"敏感星人"，抗组胺类药物成了他身边的常备药。

有时候人被病痛折磨得久了，总会迫不得已想出些奇葩的应对方法。比如高源常遇到临上台了却出现严重鼻塞，或者鼻涕怎么样都止不住，于是他发明了一个自己应急的"怪方法"：用大功率的吹风机对着鼻子吹热风，以此止住鼻涕，让鼻子通畅。

然而，他的这个自认为有效的办法却遭到了医生的强烈反

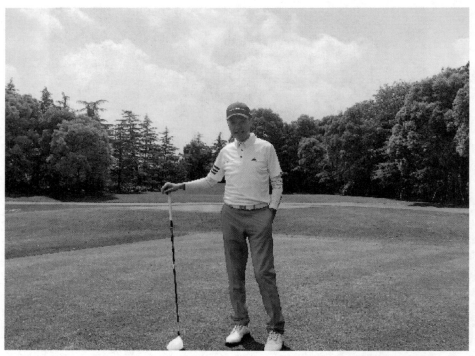

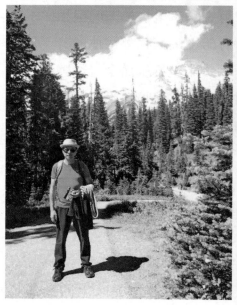

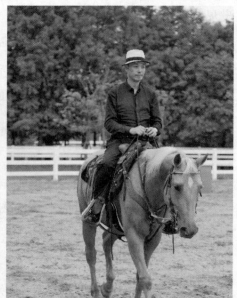

对。因为电吹风的高温热风不仅会伤害鼻黏膜，更有可能引发鼻出血。

专家讲解

治疗过敏的方法

王德辉　复旦大学附属眼耳鼻喉科医院副院长

1. 避免接触过敏原：是最经济、有效的解决过敏的方式。通过清洁，去除室内尘螨、花粉等过敏原，避免接触其他可避免的过敏原。

2. 药物治疗：鼻用或呼吸道用的激素类药物（如糠酸氟替卡松、布地奈德、丙酸氟替卡松等）可有效缓解鼻塞、流涕等症状；抗组胺类药物适用于轻度持续或不持续性过敏性鼻炎。疗程一般不少于2周，最好持续用药，而非按需用药。抗组胺药的作用就是防止组胺这种过敏介质在体内"作怪"，以抑制过敏症状的发生。

第二代抗组胺药物有西替利嗪、氯雷他定、阿司咪唑、左卡巴斯汀等，安全性高，但无法根治过敏。

3. 脱敏治疗：将过敏原提取液制成各种不同浓度的制剂，经反复注射、舌下含服或通过其他给药途径与患者反复接触，从而提高患者对该种变应原的耐受性。当患者再次接触此种过敏原时，过敏现象得以减轻，或不再产生过敏现象。治疗持续时间较长，需要2～5年，且不一定能根治。

严重的过敏反应会导致休克、心搏骤停甚至死亡，须及时注射肾上腺素和其他必要的激素。

名医支招 家中如何科学除螨、消除过敏原

王德辉　复旦大学附属眼耳鼻喉科医院副院长

单靠烫、冻、刷等方式杀死螨虫活体无法解决过敏问题，螨虫尸体和排泄物等过敏原依然存在。

洗晒被褥，并在通风处拍打、清洁是最经济、有效去除螨虫的方法，用大功率床上吸尘器能较彻底清除尘螨造成的过敏。

名医支招 通过掌纹辨识过敏体质

张晓天　上海中医药大学附属曙光医院治未病防治所主任医师

过敏线是指食指到无名指中间两条明显的竖的掌纹，可以是连接起来的线，也可以是断断续续的线。无论左手还是右手，有一两条明显的过敏线，则提示此人可能为先天性过敏体质，临床上往往表现为接触性皮肤过敏、支气管过敏、鼻咽过敏、环境适应能力差。

根据观察研究发现，患有一些顽固性疾病时，如果手上伴有过敏线出现，就应该考虑治疗药物中加入抗过敏的药物配合。另外，过敏体质的人经过调理，体质有所改善，过敏症状减轻了，过敏线也会变浅。

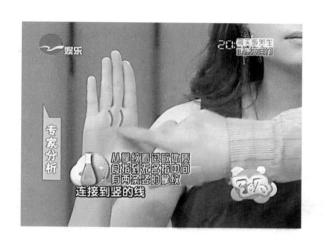

名医支招 抗过敏食疗汤

董耀荣 上海中医药大学附属市中医医院心内科主任医师

配料：黄芪15克、乌梅15克、白术9克、防风9克、五味子9克。

做法：上方加水250毫升，煮成120毫升，分两次服用。

功效：主要用于治疗皮肤过敏、鼻炎、反复感冒者。

此方是在中医古方玉屏风散的基础上化裁而来。玉屏风散为中药名方，出自元代医家危亦林所著的《世医得效方》一书，由防风、黄芪、白术三味中药组成，有敛汗固表的功效，因而成了体质虚弱者预防感冒等感染性疾病的良方。

研究表明，玉屏风散具有调节人体免疫力的功效，有中成药中"丙种球蛋白"的美称，现代临床在内科、外科、妇科、儿科等各科疾病中得到广泛的应用。方中还可加入乌梅和五味子，加强敛汗和固表的作用，同时，五味子能补五脏，乌梅可以抗过敏。这几味药材共同组成了提高人体免疫力，并有抗过敏作用的良方。

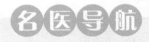

（按本节出场顺序）

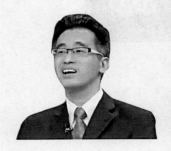

吴文育　复旦大学附属华山医院皮肤科主任医师、硕士研究生导师。擅长毛发移植；色素痣，皮肤良、恶性肿瘤的手术治疗及整形修复；肉毒毒素注射祛皱、瘦脸；诊治斑秃、脂溢性脱发等毛发疾病，痤疮、白癜风等美容性皮肤病以及湿疹、银屑病等各种皮肤疾病。

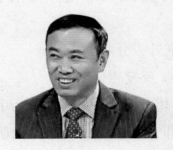

王德辉　复旦大学附属眼耳鼻喉科医院副院长、教授、博士研究生导师。复旦大学附属眼耳鼻喉科医院耳鼻喉科主任，中华医学会耳鼻咽喉科分会鼻科组副组长，上海市医学会耳鼻咽喉头颈外科专科分会委员，《中国眼耳鼻喉科杂志》编委。长期从事鼻科学的基础和临床研究工作。擅长多种鼻部、鼻眼相关和鼻颅相关疾病的药物及鼻内镜手术治疗。

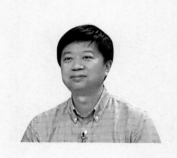

张晓天 上海中医药大学附属曙光医院治未病防治所主任、主任医师、医学博士，硕士研究生导师，擅长运用中药治疗中风后遗症、高血压、脑动脉硬化等心脑血管疾病及各种慢性疾病和疲劳综合征、亚健康及抗衰老调理。

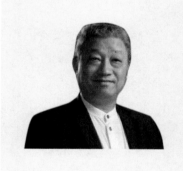

董耀荣 主任医师，上海中医药大学附属市中医医院心内科主任、硕士研究生导师。擅长治疗扩张型心肌病、肥厚型心肌病、心律失常、冠心病、心绞痛、高血压、脑卒中、小血管病变等疾病。

8

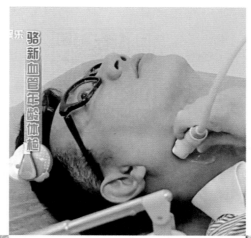

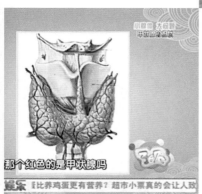

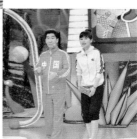

甲状腺疾病

视频互动

使用微信扫一扫

　　扫一扫二维码，收看《"36.7℃明星听诊会"之比比谁更惨——手术室里的故事》

明星故事

积极勇敢面对甲状腺癌的骆新

常年活跃在东方卫视各档新闻评论类、民生类节目中的骆新，一直给人一种知性睿智又极具正义使命感的主持风格。在最忙的那段日子里，骆新肩负着多档卫视高人气节目，同时还要参加各种社会活动。高强度的工作下几乎没有休息的时间，这为他的身体健康悄悄埋下了"隐患"。

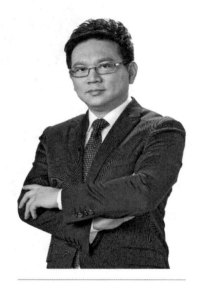

骆新　东方卫视新闻记者、时事评论员、主持人

从小到大，骆新有过三次进入手术室的经历。第一次是12岁时切除了扁桃体；第二次是20岁时切除了盲肠；第三次是48岁时摘除单侧甲状腺，这也是最严重的一次，彻底改变了骆新的生活节奏与人生态度。

和很多人一样，骆新也是在单位体检中检查出了甲状腺结节。但让他没料到的是，他的结节发展很快，大小已经超出了预警范围值。医生考虑恶性肿瘤的可能性较大，建议他马上手术切除结节。恶性肿瘤就是老百姓俗称的"癌"！谁看到这个字会不心生恐惧？它几乎和死亡连结在一起，"谈癌色变"是普通人的正常反应。而

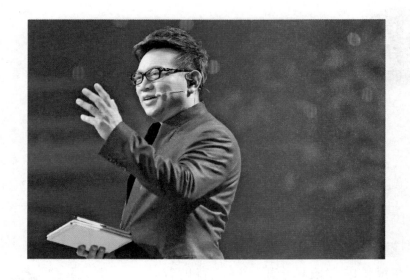

且，"恶性肿瘤"这四个字对于骆新来说有着非常痛苦的回忆，他的父亲就因鼻咽癌而去世，他亲眼见证了父亲在手术、化疗、放疗中所承受的一切痛苦。他不禁暗叹："难道我的后半生也要这样度过吗？"

人在得知自己患癌情况下通常会有四种反应阶段：首先是不相信，表面显得特轻松、很平静，内心是抗拒接受事实的；然后是愤怒，开始咆哮："怎么可能是我？为什么噩耗要落在我的身上？！"接着是悲伤，陷入极度的悲伤中；最后是重建内心，重新恢复理性。

骆新在节目中坦诚分享了他亲历的这四种反应阶段。为了进一步确诊，在手术前他需要做穿刺检查。检查结果证实了医生之前的判断——甲状腺癌。"懵了"是当时骆新的唯一反应！一切的心理准备在接到医生的"宣判"后，都显得如此的苍白和无用。从假装平静到悲伤，心乱如麻的骆新选择独自跑到黄浦江边，看了半

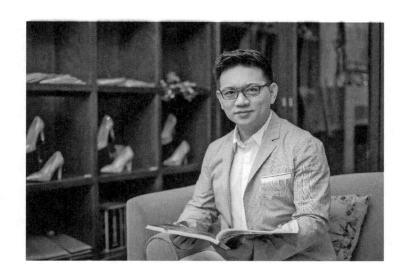

天滔滔江水来平复自己的内心。回家后他对妻子说："如果发现肿瘤已经严重扩散了，就放弃治疗吧！"他想以平静的方式离开这个世界。

作为一名新闻记者，他非常了解"与癌共存"的现代医疗理念。但是，事情一旦落在自己的头上，加上时不时地想起父亲曾经承受的痛苦，理性往往无法回归其本位。和所有的病患家属一样，骆新的妻子一度十分担心他的心理状况，还曾鼓励他寻求心理医生的帮助。而骆新的主治医生也一直正确引导他了解病情的真相，甲状腺肿瘤在所有癌症中并不是特别凶险，应该积极乐观地勇敢面对。但是，任何手术都存在一定的风险。

做甲状腺癌手术有两种风险：在切口处发现癌细胞已经扩散，这是比较危险的情况；手术中可能会碰到患者的声带，稍有偏颇就会影响发声。如果遇到第二种风险，骆新作为主持人的职业生涯将被迫结束。骆新在节目中坦诚，其实比起恶性肿瘤的威胁，当时的他更担心手术会影响他钟爱的事业。但是，想要获得新生，就必须在危难时刻豁出去和命运赌一把！幸好最终一切都天随人愿！

　　手术顺利结束后，热爱思考的骆新开始重新审视自己的人生。现在的他需要终身服药，但是他学会了不勉强自己，理清生命的排序孰重孰轻，重新定义成功的意义。在工作、饮食、休息等各方面，他都开始重新学习何为科学、何为合理。以前的骆新经常连续作业，晚上只睡两小时就继续投入第二天全天大直播中。他有严重的高血压，发作时收缩压高达175毫米汞柱，他依然满脸通红地硬撑。现在的骆新不再把工作放第一位了，主动减少工作量，更不会工作到晨昏颠倒。此外，他的饮食量也减少了。骆新也曾是"三高"患者，既是胖子也有大肚子。他不是没减过肥，只是三天打鱼两天晒网，并未看见明显的成效。而现在，骆新晚上基本不吃主食，每周2～3次游泳锻炼，空下来就静坐，调节心情，一年来成功减去体重6.5千克，身体各项指标也趋于正常。

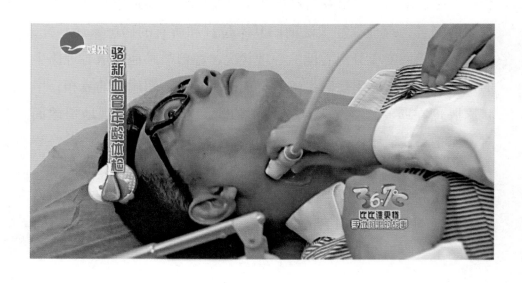

经历这场生死大劫，骆新告诉我们，他有了新的人生感悟："认识自己，学会告别。人们之所以会玩命地工作，是因为想要获得更多的名利，占有更多的物质。但恰恰忽略了，人从一出生开始就在告别，和亲朋好友告别，和父母、子女告别。如果我们都能有'放下'的心态就能看透很多事情，活得更轻松快乐。"

人不到绝境，就不知道健康的重要。可是，我们为什么一定要等到面临深渊时才能幡然醒悟呢？

专家讲解

什么是甲状腺疾病

刘骅　上海交通大学医学院附属仁济医院普外科副主任医师

甲状腺位于喉下部、气管上部的前侧，呈棕红色，分左右两叶，中间相连，吞咽时可随喉部上下移动。全身含碘量的90%都集中在甲状腺。甲状腺是人体最大的内分泌腺，它受到神经刺激后分泌甲状腺激素，作用于人体相应器官而发挥生理效应。甲状腺激素的功能主要是：① 促进新陈代谢，包括脂肪、蛋白质等；② 控制骨骼、大脑和生殖器官的生长发育；③ 提高中枢神经系统的兴奋性，加强和调控其他激素的作用。

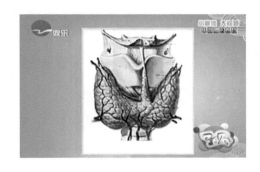

甲状腺疾病的治疗主要分为内科和外科两部分：内科治疗的甲状腺疾病包括甲状腺功能亢进（简称甲亢）和甲状腺炎（包括急性、亚急性和慢性甲状腺炎）；外科治疗的甲状腺疾病包括甲状腺结节和甲状腺肿瘤。

单纯性甲状腺肿与饮食中缺碘有关，或者在某些情况下（如妊娠期、生长发育期）对碘的需求量增加有关。结节性甲状腺肿一般是通过体检被发现，或自己发现颈部肿块，这可能与内分泌紊乱、高碘饮食、环境因素、遗传因素和放射线接触史等有关。

甲状腺功能亢进（甲亢）多见于中青年女性，主要是由于甲状腺激素分泌过多引起的，其症状表现为易激动、烦躁失眠、心悸、乏力、怕热多汗、消瘦等。体格检查中大多数患者有程度不等的甲状腺肿，部分患者有眼球突出。

亚急性甲状腺炎多发于40～50岁的妇女，常继发于上呼吸道感染，春秋往往发病较多。主要表现为颈部疼痛，多为一侧甲状腺有触痛，并可出现发热、关节酸痛等全身炎症反应，部分患者可出现甲亢。亚急性甲状腺炎一般不需特殊治疗，只要适当休息，即可自行缓解。

慢性淋巴细胞性甲状腺炎又称桥本甲状腺炎（最终为桥本甲状腺功能减退），多见于女性，好发年龄为30～60岁，常见症状为全身乏力。如果慢性淋巴细胞性甲状腺炎导致甲状腺肿，出现压迫症状或甲状腺内出现结节，且高度怀疑恶性时，要考虑外科治疗。

甲状腺良性肿瘤以甲状腺腺瘤为主，多发生于青壮年。临床表现多为颈前肿块，生长缓慢，无自觉症状。一般直径10毫米以下的甲状腺腺瘤建议观察并定期做B超检查随访。如果腺瘤近期增大迅速或出现压迫症状，或者随访过程中有恶变倾向，疑诊为毒性甲状腺腺瘤可以考虑手术。

专家讲解

甲状腺结节与甲状腺癌的关系

刘骅　上海交通大学医学院附属仁济医院普外科副主任医师

甲状腺结节患者中女性发病率高于男性，特别是40岁以上的女性。通常无明显症状，可能的相关疾病有结节性甲状腺肿、甲状腺腺瘤、甲状腺癌。甲状腺结节并不是一种病的名字，而是一种现象的总称。具体是什么病，需要通过B超或进一步检查来确诊。

甲状腺结节大部分为良性，发展缓慢，无须过分紧张，随访即可。通过B超定期观察，看结节是否在逐渐增大，回声有没有发生变化。一般来说，结节直径在1厘米以上，有增大趋势的就需要重视定期复查；如果甲状腺结节发生钙化，或者是有血流信号，癌变概率增加；怀疑恶性、压迫器官、不断变大的结节建议手术。极少数结节同时伴有甲亢的，也建议手术。

甲状腺癌中最常见的是乳头状甲状腺癌，如果能早期发现，通过手术治疗，愈后还是比较理想的。

青年人患结节恶性率高于老年人，单发甲状腺结节如果在短期内增大，特别是年轻男性，要警惕恶化的可能性较大。这里要注意，有一种在几天内迅速增大的结节，可能是结节腺瘤的囊内破裂出血，这种往往是良性的。

　　总的来说，单发结节和多发结节从数量上不能决定良性还是恶性，还是需要结合仪器检查和医生的专业判断。

榕榕多病多痛的孕期

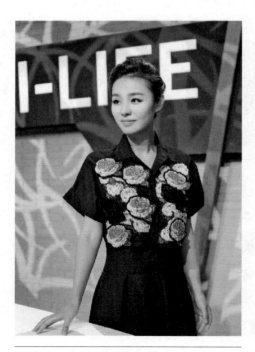

榕榕　上海交通广播主持人、演员

　　榕榕特别喜欢小动物，不但自己家里养着兔子，还经常与其他宠物玩乐。宠物身上的弓形虫也成了她婚后备孕期最担心的事情。但是，事实上比弓形虫更危险的是，她一直患有慢性淋巴细胞性甲状腺炎（桥本甲状腺炎），这对于渴望做妈妈的她来说更是个不利因素。

　　榕榕最早得知自己患有桥本甲状腺炎，是通过体检。当时对甲状腺医学知识一无所知的她，看到体检报告上写着"TSH（促甲状腺激素）↑"，完全是一头雾水。迷茫的榕榕直到再次去医院复查，才最终明白自己得了名为桥本甲状腺炎的病。

有一段时间，榕榕突然暴瘦，时常感觉自己心脏跳得很快，手还会发抖，她还欣喜地以为是自己坚持减肥终于有成效了。而事情的真相是，因为自身炎症使得身体产生抗体，甲状腺分泌甲状腺素来抵抗，过度分泌时即表现为甲状腺功能亢进（简称甲亢）。最终导致整个甲状腺功能混乱，甲亢转变成甲状腺功能减退（甲减）。而她感受到的消瘦、手发抖、心脏不适，都是甲亢的症状！

由于甲减的关系，榕榕经常会有精神不振、大脑缺氧的感觉。医生提醒她，甲减患者一旦怀孕，如果甲状腺素不能正常分泌，就会对胎儿的大脑发育产生影响。急切想成为准妈妈的榕榕不得不开始遵照医嘱服药，目的是把指标一直维持在正常范围内。亡羊补牢，为时不晚。由于长时期的正规药物治疗和定期检查，榕榕终于在甲状腺素处于正常范围时成功怀孕。

当榕榕还沉浸在好不容易怀孕成功的喜悦之中时，她万万没想到这只是她生孩子"万里长征"中的第一道坎。她的整个孕期，包括最后孩子出生都经历了百般艰险。

怀孕初期，她就遇到"见红"的危险状况，当时医生说，要做好"优胜劣汰"的心理准备。好不容易怀上的榕榕，每天都精神高度紧张。到第三个月，"见红"的现象突然消失了，孕期检查各方面指标也都正常了，榕榕悬着的心也终于放下了。

但是舒坦的日子没过几个月，孕中期检查中，她又查出了妊娠糖尿病。榕榕查看了网上关于妊娠糖尿病危害的文章，又吓出了

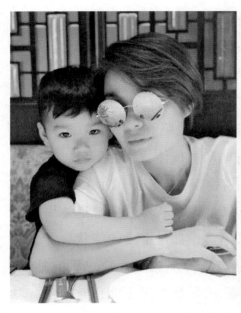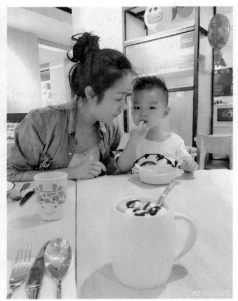

一身汗。爱吃的她只能控制饮食，天天上班前扎针自测血糖。到了怀孕八九个月的时候，静不下来的榕榕还坚持要去电台上班。有一天，公司洗手间刚刚清洁过，门口地板上还有一些水渍，榕榕不小心摔了一跤，幸好没什么大碍。她怕老公责怪她，就一直瞒着老公，后来有一次说漏嘴了，她老公才知道这件事。于是她老公就不让她上班了，让她在家好好休息，天天盯着她，生怕再出意外。

　　到了孕晚期，榕榕越发感到腰椎疼痛明显。原来她一直有腰椎间盘突出的问题，在孕晚期越来越严重，痛到晚上根本不能翻身。原本是第五节腰椎和第一节尾椎椎间盘突出，后来是第四节腰椎和第五节腰椎都有问题了。医生说："你这次生好不能再怀孕了，不然你的腰就废了。"

　　历经了千辛万苦，榕榕终于熬到了待产的日子。就在她以为终于要实现多年来"当妈妈"的梦想时，她又一次体会了"生死惊魂"。在惊险的30个小时生产过程中，差点面临孩子可能夭折的险情。榕榕宫口开到两指的时候，医生发现胎位不正，孩子头的朝向不对，好在经过一番努力，通过各种方式，宝宝终于找到了正确方向。在生的过程中，宝宝又一次遇到险情，产科医生呼叫儿科医生来辅助，随时准备抢救。就这样僵持了半个多小时，宝宝终于出生了，但是没有呼吸和哭声。由于生产的时间过长，宝宝呛到了羊水，胎心在100次/分以下。宝宝出生后的四分钟里，医生们一直在全力抢救，吸出羊水。当最终听到了宝宝的第一声哭叫时，榕榕的眼泪也禁不住流了下来。

对于现在的榕榕来说，儿子是上天给她的"礼物"，克服了种种险情来到她的身边，她也希望儿子能一直健康快乐。

专家讲解

甲状腺结节患者要注意

陈曦　上海交通大学医学院附属瑞金医院普外科副主任医师

现在人们的体检意识增强了，基本能做到一年一次的基础体检，而且B超检查更敏感了，以往一些通过医生触诊不能发现的结节，现在通过B超检查都能够发现。因此整体上来说，甲状腺结节发病率越来越高。

甲状腺结节患者建议低碘、低钠饮食，对于海鲜，既不能多吃，也不能不吃，适量即可。碘是人体必需的微量元素，摄入太多或太少都对身体不利。紫菜、海参、海带、海蜇确实属于含碘量高的食品，不建议多吃；三文鱼、金枪鱼、带鱼、黄鱼等海鱼营养丰富且含碘量少，可适量吃。

甲状腺结节钙化有一部分可能恶变成癌，也有一部分可能只是时间长，导致钙化，两者之间没有必然关系。需要警惕的是，如果B超提示是沙粒样钙化（即非常细小的钙化），就有80%的可能是恶性；如果B超提示甲状腺结节是垂直位生长，则癌变概率相对较高。另外，若出现边界不清、形态欠规则、结节毛刺状等，也需要提高警惕。

名医支招 芋艿香菇炊饭

董耀荣　上海中医药大学附属市中医医院心内科主任医师

芋艿是一味比较重要的中药，有益健康，特别对于女性来说。女性比较容易生囊肿之类的病症，芋艿有补中益气、补肾的功效，更重要的是它能化痰散积。中医认为，甲状腺肿属于痰积的表现，

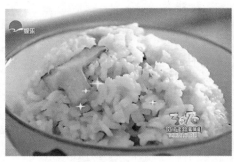
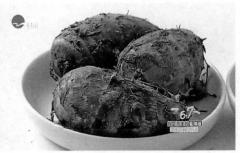

吃芋艿有一定的辅助疗效。

食材：芋艿、香菇、大米。

步骤如下。

1. 生的芋艿洗干净，刮掉皮，切成丁。

2. 香菇切成片，和芋艿丁一起在油锅里翻炒一下。

3. 大米加水浸泡15分钟，去掉水分，放入锅内，和香菇片、芋艿丁一起炒，加生抽调味。

4. 把大米、香菇、芋艿全部放入电饭煲中，加水焖饭，焖熟即可。

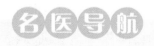

（按本节出场顺序）

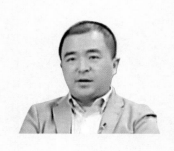

刘　骅　上海交通大学医学院附属仁济医院普外科副主任医师、副教授、外科学博士，中华医学会外科学分会委员。主要从事甲状腺、乳腺外科诊治，擅长各类甲状腺和乳腺良、恶性肿瘤以手术为主的精准、规范、微创外科治疗。

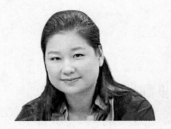

陈　曦　上海交通大学医学院附属瑞金医院普外科副主任医师。擅长内分泌外科，包括甲状腺、甲状旁腺、胰腺内分泌肿瘤等治疗。

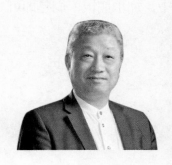

董耀荣　主任医师，上海中医药大学附属市中医医院心内科主任、硕士研究生导师。擅长治疗扩张型心肌病、肥厚型心肌病、心律失常、冠心病、心绞痛、高血压、脑卒中、小血管病变等疾病。

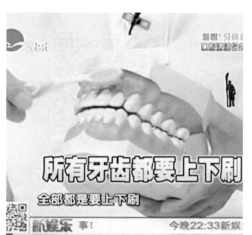

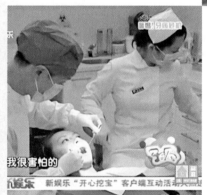

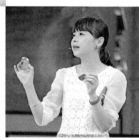

9

牙 病

视频互动

使用微信扫一扫

　　扫一扫二维码，收看《"36.7℃明星听诊会"之体内细菌的大秘密》

明星故事

牙痛起来感觉半边脸都瘫痪

一直在电视屏幕上扮演"中国好妈妈"的著名演员徐玉兰，乍一看有一口又白又整齐的好牙。但是她在节目里向观众勇敢揭露了真相——这口牙完全经不起细看，只能远远地"装门面"用！

事实上，徐玉兰的这一口牙可没让她少吃苦头。20年前，她拔掉了嘴里左上方两颗被蛀坏的磨牙。当时本该及时装假牙，谁知在听了亲朋好友各种装假牙的"恐怖传说"后，被深深吓到的徐玉兰再也没有勇气做种植假牙的手术了，这样一拖就拖了20年……这20年

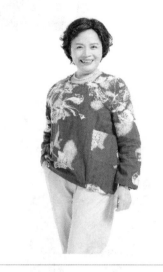

徐玉兰 著名影视剧演员

里，因为拔掉牙齿而产生的缺口就一直在那里，导致徐玉兰口中其他上下左右的牙齿都往这个空间歪歪斜斜"随性"生长。时间长了，本来是两颗磨牙的空间被相邻牙齿侵占，以至于再也无法装假牙了。

由于缺失了两颗重要的磨牙，增加了其他牙齿的咬合负担，她经常感到牙齿不适。因为听信他人的故事错失了最佳治疗时机，令

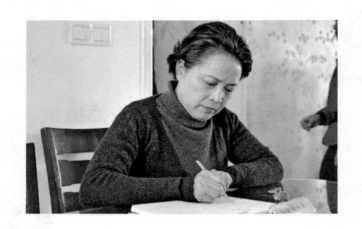

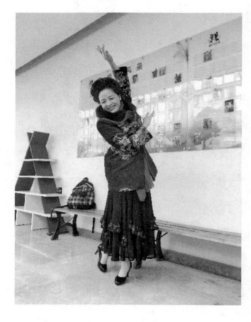

现在的徐玉兰后悔不已！

除此之外，徐玉兰的牙周炎也很严重。有一段时间她在山里拍戏，突然牙齿疼痛难忍，用她自己的话来形容就是：感觉半边脸都瘫痪了！由于当时在偏远山里赶戏，没有时间和条件去看牙医，剧组里的同仁们就推荐她尝试各种"土方法"，有的让她咬生姜片，有的让她含西洋参，但都没有什么效果。直到拍完戏，徐玉兰的牙疼还没好，最终她还是去看了牙医。这件事告诉我们，有病还是得找医生，所谓的偏方不仅治不了病，可能还会延误病情。

对于演员来说，一口洁白的牙齿是很重要的，但是徐玉兰有一颗门牙却有点黑，一检查才知道，原来是蛀掉了。别以为只有小朋

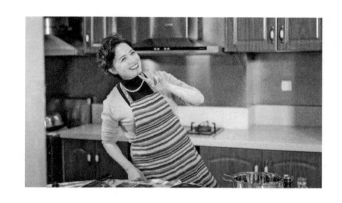

友才容易蛀牙，龋齿这种病可是不分年龄的。这病和徐玉兰从小喜欢晚上吃东西的坏习惯有关，据说，她小时候就胃口惊人，常常吃不饱。读书住校的时候她就偷偷地和同学"里应外合"去食堂找馒头，拿回来后，白天就藏在枕头底下，等晚上熄灯了，别人睡觉，她就躺在黑暗中喜滋滋地啃馒头！啃完馒头当然就直接睡了，哪还顾得上漱口刷牙。这样看来，从小就没养成护牙好习惯的徐玉兰，至今没有满口烂牙已经算是运气好的。

　　牙齿问题多多的徐玉兰来到《36.7℃明星听诊会》，鼓起勇气尝试了洗牙这种护齿的方式。不仅了解和解决了隐藏的牙病和烦恼，更重要的是真正认识到了口腔健康的重要性。

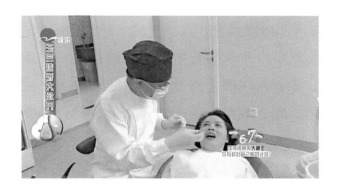

专家讲解

常见的牙病有哪些

陈栋　复旦大学附属口腔医院主任医师

俗话说，牙疼不是病，疼起来真要命。牙病或许会被认为是最不致命的疾病，因此被大多数人轻视。但事实上，它是一种既痛苦又很难避免的疾病。牙病包括牙齿本身组织（如牙冠、牙根等）及牙齿周围组织（如牙龈、固有牙槽骨等）存在的多方面口腔问题。有资料表明，口腔卫生差的人群，患心血管疾病以及癌症的概率都较高。

临床上常见的牙病通常是龋齿和牙周病。

龋齿（俗称蛀牙）是细菌感染性疾病，细菌使得牙体硬组织脱矿、崩解，造成龋洞的形成。龋洞应及时充填。龋洞较浅时往往没有症状，或可有轻微的冷热敏感。随着龋洞的加深，疼痛不适可逐渐加重，细菌及其代谢产物可侵入牙髓，使得牙髓产生炎症，甚至发生不可逆性坏死，继发牙髓炎和根尖周炎，甚至能引起固有牙槽骨和上、下颌骨炎症，此时则需进行更为复杂的根管治疗。更有甚者，龋齿如不及时治疗，最终可能会导致牙齿因完全被龋坏或因顽固的根尖炎症无法治愈而被拔除。

临床上大部分的牙周病是细菌感染性疾病。牙龈病指仅局限在牙龈组织，未涉及深层牙槽骨吸收的浅表性牙周疾病。通常表现为牙龈出血、红肿或增生等，如不及时控制，则会继续发展成牙周炎。

牙龈炎症未能及时治疗，感染侵入牙周膜、牙骨质及牙槽骨等牙周组织，造成牙周组织被破坏，可表现为牙龈出血、牙齿松动、口腔异味、牙龈脓肿，最终导致牙齿脱落。

当然，牙病的范畴其实十分广泛，例如牙列不齐、牙齿异位萌出，各种先天或后天的牙齿及周围组织的缺陷等都属于牙病。针对不同的疾病，除了补牙和洗牙之外，还需要正畸、修复或种植等手段来治疗牙齿疾病。

专家讲解

洗牙的重要性

陈栋　复旦大学附属口腔医院主任医师

洗牙，医学上称为洁治术，帮助去除牙石和牙菌斑，对防治牙周炎有好处。牙石和牙菌斑是造成牙周炎的最大危害因素，建议定期洗牙，半年至1年一次。许多人认为洗牙会导致牙缝越洗越大，这是错误的，洗牙不是打磨牙齿，而是通过高频超声波振动打碎牙石，不会破坏牙釉质本身。对于已经有牙龈萎缩的人来说，牙石填补了牙龈空隙，洗牙之后牙石消失了，就会错以为是牙缝变大了。其实，这样的人更需要定期洗牙，否则牙石会加重牙龈萎缩。

对于已经有牙周病的患者来说，洗牙不是一劳永逸的，只是治疗的第一步。除此之外还需要做一个深度的刮治，一个疗程需要2～3次，再进行评估。

保持口腔清洁，需做到以下几点。

1. 牙刷与牙膏：面对花样繁多的牙刷，专家建议遵循"牙刷头越小越好，刷毛越软越好、越细越好"的原则，最好每3个月换牙刷。不当刷牙会造成牙齿损伤，切忌横向刷牙，应采用巴氏刷牙法（即水平颤动法）或旋转刷牙法来刷牙。建议每顿饭后均应刷牙，每次轻刷3分钟左右为宜。

2. 漱口水：提倡饭后漱口，用盐水、清水、漱口液都可以。按说明书使用，建议经常换品牌，防止菌群失调和化学损害。

3. 牙签与牙线：牙签尽量少用，易造成牙龈出血，推荐使用牙线或牙缝刷（也叫齿间刷）来辅助清洁口腔。

另外，网络上传言牙膏尾部印刷条纹的颜色不同，代表品质的优劣，实属谣言。条纹颜色只是厂家生产标记，和牙膏成分无关。一般挑选摩擦剂颗粒细的含氟牙膏即可。

许榕真因为牙齿吃了许多苦

许榕真可谓吃尽了牙病的苦。小时候由于药物导致四环素牙，她的整口牙齿看上去又黑又黄的，常常被别人误认为不爱刷牙或者是吸烟引起的。对于出身演艺世家，立志当一名优秀演员的她来说，这口牙齿曾令她十分自卑。于是，十五年前上海刚刚有烤瓷牙技术的时候，她就毫不犹豫地去做了烤瓷牙。早期烤瓷牙技术还不成熟，许榕真因为这口烤瓷牙还闹过不少笑话。

有一次，许榕真在拍摄情景剧《开心公寓》的时候，由于烤瓷牙胶水的质量问题，她门牙上套着的烤瓷牙脱落了。安装烤瓷牙前，患牙必须要被磨掉1/3才能带上牙套。因此，当许榕真突然看到被暴露的自己真实的门牙，着实吓了一跳！牙齿又尖又黄又黑，让她看上去仿佛瞬间老了十岁，真是又惊悚又难为情！这起突发

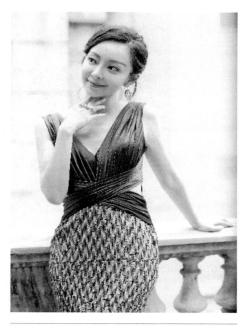

许榕真　上海话剧艺术中心演员

事故导致她无法继续拍摄，只能就近找了一家医院赶紧把烤瓷牙套先粘上去再说。而被磨损过的原来的牙齿，也令许榕真经常感到牙酸难忍。

为了美观而做的烤瓷牙，一度还影响了许榕真的正常生活。烤瓷牙本身要比原来的牙齿大一些，刚刚做完烤瓷牙需要有一段适应期。除了饮食、咀嚼方式的调整，最让许榕真头疼的是这居然还影响了她的正常语速，而念好台词是一个演员最重要的工作内容之一啊！最后，她只能靠在家天天做语言训练来适应口腔的变化。

对于拔牙，许榕真也有着痛苦的回忆。小时候换牙期，下排门牙完全没有松动的迹象，可是新的牙齿已经长出来了，为了给恒牙腾出空间，只能去拔牙。当时那颗被拔出的有长长牙根的乳牙，使

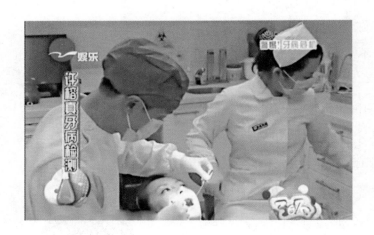

她幼小的心灵蒙上了恐惧的阴影。

专家讲解

保护牙齿的正确方式

汪黎明　复旦大学附属口腔医院主任医师

牙齿表面有一层牙釉质，虽然硬度很高，但是随着年龄的增长会被磨损，磨损到一定程度就会出现牙齿敏感反应。对于年轻人来说，即使不受年龄的影响，经常吃零食、喝碳酸饮料等也会加速牙釉质磨损，导致牙齿敏感症状。另一方面，随着年纪的增长，会发生增龄性牙龈萎缩，导致牙根暴露，造成敏感。牙龈萎缩是不可逆的，因此建议早期干预防治。

牙龈红肿、出血是牙周炎最常见的表现，牙周炎与糖尿病、心脏病互相影响。血糖高的人，牙龈红肿、出血的症状会表现得更明显。但是，并不是说有牙龈出血的症状就一定有糖尿病。血糖控制欠佳的患者，牙周病治疗的效果会大打折扣。反之，有效控制血糖对于牙周病的治疗有积极的正面作用。同样，牙周病的治疗对于控制血糖也是有益处的，这两者相辅相成。

牙列不齐导致比较难以刷干净牙齿，一旦刷不干净、残留下牙菌斑，会造成牙周组织的感染，逐渐形成牙周病。牙列不齐也是龋病的重要诱因之一，因此，纠正牙齿的不整齐，进行牙齿矫正，不仅和美观有关，也和牙齿的健康息息相关。

常喝苏打水不会腐蚀牙齿，食物残渣才是牙齿健康的"罪魁祸首"，防止龋齿应该少吃甜糯的食物。嚼口香糖对牙齿有好处，口香糖不是糖，是一种树胶，咀嚼口香糖可以刺激唾液分泌，促进口腔自洁作用，但最好选择无糖口香糖。过于频繁地咀嚼口香糖可能加重颞下颌关节的负担而造成其功能的紊乱，因此，嚼口香糖也要适度。

在民间一直流传着许多关于止牙痛的方法，比如在牙痛处咬一片新鲜生姜、用茶叶水漱口、塞入温热的蒜泥、含着白酒不要下咽等。从医学上来说，这些方法并不可取。这些偏方只是通过所产生的麻辣、刺激感，来削弱对牙齿疼痛的注意力，如同掩耳盗铃，并没有改变导致牙痛的根本原因。治疗引起牙齿疼痛的牙髓炎、根尖周炎等病症，必须要打开牙髓腔，把渗出物引流出来，缓解渗出物对神经的压力，才能缓解疼痛。因此，发生牙痛应该及时去牙医处检查，如发现有龋齿或其他牙齿疾病，及早治疗，不然牙病一直拖着，最后可能导致牙神经坏死，不得不抽掉牙神经。

很多人以为，热水瓶中倒入醋，几个小时后就可以清除水垢，因此食醋具有去除污垢的作用，同样可以用来清洁、美白牙齿。这其实是不靠谱的。人体的牙齿本身特别害怕酸性物质，用醋美白牙齿非但没有想象中的效果，酸性物质还会加速牙釉质磨损，导致牙齿敏感症状，伤害牙齿健康。另外，覆盖在牙齿表面的牙釉质是透明的，用醋漱口是无法透过牙釉质到达牙本质让牙齿变白的，反而会腐蚀牙釉质。清洁、美白牙齿的基础还是要养成良好的刷牙、漱口习惯。

牙齿的年龄未必和实际的年龄划等号，有些人年纪轻轻已经饱受各种牙病之苦，有些人即使七八十岁了，还"牙好胃口好，吃嘛嘛香"。现代临床医学研究表明：与其说牙齿是因为年龄增长、肾气不足而脱落的，不如说绝大多数人在这之前早已经患有各种龋病、牙周病而导致牙齿缺失。尤其是牙周病，它是由于牙菌斑、牙石在牙齿周围长期累积，导致牙龈出血、红肿、溢脓，进而发展为牙龈萎缩和固有牙槽骨丧失，最终使得牙齿脱落。有一口整齐健康的好牙齿，使人看起来也年轻几岁，因此最重要的还是要有效防治龋病和牙周病。

一般来说，青少年时期是矫正牙齿的黄金时期，痛苦少、效果好。有一些特别病例，比如反𬌗（俗称"地包天"），建议在患儿3～8岁就可以进行矫正治疗，越晚则越难以矫正。但是即使错过了青少年时期，在成年期做牙齿矫正也不会导致牙齿松动、脱落的。正畸治疗的原理是利用固有牙槽骨活跃的改建能力而移动牙齿的位置获得治疗效果。即使是成年人，固有牙槽骨的改建能力也是不会停止的，只不过成年人矫正牙齿需要的时间相对更长。

名医支招 假牙的选择

刘月华　复旦大学附属口腔医院院长

是否需要装假牙，要以"尽量保留牙齿"为原则。假牙有以下几种选择。

1. 活动牙套：可以取出，餐后冲洗、睡前脱下，干净卫生，适合年龄大、身体条件差的人；缺点是效果比较差，可能有异物感，咀嚼能力较低，对患者的每日口腔清洁要求较高，同时也要保证假牙的清洁。

2. 桥墩式固定烤瓷牙：以周围牙齿作为基牙来固定假牙，咀嚼效率高，缺点是要磨小原来的基牙，造成永久性损伤。价格相对合理，不适合做种植式的人群可以选用。

3. 种植式烤瓷牙：目前比较推荐的方式，是在固有牙槽骨上做种植钉，用来固定假牙。牢度高、效果好，缺点是价格稍高，适合身体条件允许的患者群体。

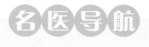

（按本节出场顺序）

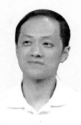

陈　栋　复旦大学附属口腔医院主任医师、教授，常年从事牙齿健康工作，擅长牙体牙髓病和牙周病的综合治疗。

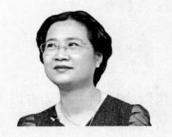

汪黎明　复旦大学附属口腔医院口腔内科主任医师、副教授。擅长牙周疾病的诊断与序列治疗，尤其擅长多学科联合治疗。

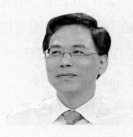

刘月华　复旦大学附属口腔医院院长、主任医师、教授、博士生导师，国家正畸临床重点专科负责人。擅长舌侧矫正、隐形矫正及鼾症的口腔矫治器治疗。中华口腔医学会口腔正畸专业委员会副主任委员，上海市口腔医学会口腔正畸专业委员会主任委员，中国医师协会口腔医师分会常务委员。

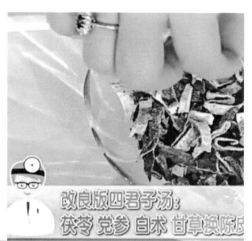

改良版四君子汤：
茯苓 党参 白术 甘草换陈皮

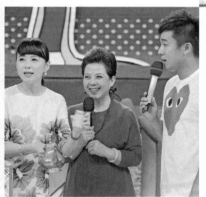

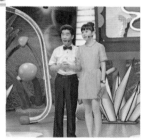

10

肥　胖

视频互动

使用微信扫一扫

　　扫一扫二维码，收看《"36.7℃明星听诊会"之食疗门诊适合哪些人群》

明星故事

徐磊中年发福避无可避

徐磊从小在艺术气息浓厚的家庭氛围中长大，父亲擅长演奏乐器，母亲是沪剧演员。徐磊的长相也遗传了母亲的美貌，瓜子脸、高鼻梁、会放电的眼睛，4岁就登台的她早早成了当时的"童星"。

徐磊因为太可爱，还发生过被"诱拐"事件！徐磊年幼时有一次和爸爸妈妈一起演出完，突然就失踪了。徐磊妈妈又惊又怕，在马路上疯狂寻找女儿，急红了眼睛。结果，徐磊居然被人送了回来，原来她

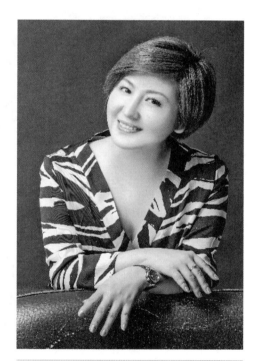

徐磊　著名滑稽演员

没有碰到人贩子，而是碰到了过于热情的"粉丝"。这位"粉丝"把徐磊抱回了家里，拿出家里好吃的好喝的招待这位"小明星"。在当时物资匮乏的年代里，徐磊不仅不害怕，还在人家家里吃得不亦乐乎！

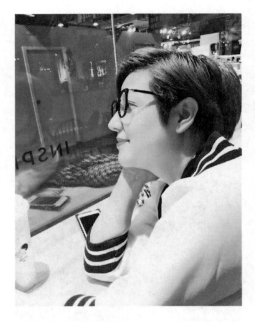

从沪剧转投滑稽戏事业后，徐磊凭借自己扎实的舞台功底和成熟的表演技巧，闯出了一片天地。机会总是留给有准备的人，加入情景剧《老娘舅和他的儿孙们》后，她演活了亦正亦邪的市井小女人形象。从此以后，观众们见到她都会亲切地叫她剧中的名字——"阿美"。

但就在事业顶峰时期，徐磊却出乎意料地放弃了在上海的一切，跟随丈夫、女儿一同去了澳洲生活。身边好友陈国庆劝她，"阿美"这个角色那么火，现在放弃，将来很难再有这么放光彩的角色了。可是当时的徐磊更想享受家庭的温馨。

果然，等五年后徐磊再回到上海，此时的滑稽圈后起之秀风起云涌。而退出荧幕许久的徐磊，不仅要适应重出江湖的压力，还要正视自己发福的身材。幸亏她有开朗的性格，时常安慰自己："演不了小女人，就演'大'女人吧！"无论是事业的高潮还是低谷，她都坦然面对。

随着年龄的增长，徐磊渐渐发现自己的体重逐年上涨，最近两三年居然每年要涨5千克。发现事态严重后，她不断找寻发胖的原因。徐磊作为演员，生活作息不规律，经常熬夜，吃饭不定时。很长一段时间，夜宵是她每天的"必备节目"，而夜宵的种类往往是烧烤、火锅、小龙虾等高能量、高油脂的食物。她常说："胖子有通病，能躺着绝不坐着；能坐着绝不站着，没有工作的时候，我可以在家躺上一天。"

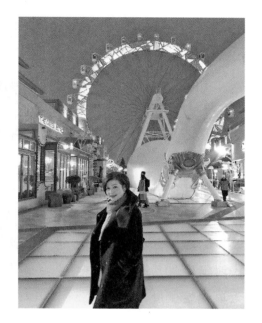

　　徐磊也尝试了"管住嘴、迈开腿"的减肥方法。有一段时间她尝试着饭后在小区跑步、快走。道理人人都懂，但不是人人都能坚持做到的。偷懒的理由有很多：太热了不想出门，下雨了地太湿，多跑步对关节有损伤……既然"迈不开腿"，那就"管住嘴"吧！她又开始尝试不吃晚饭，即使再饿也就吃点水里汆的蔬菜，不碰荤腥。可是，不知道为何，体重依旧不下来。她还尝试过吃减肥药，但是一吃药，心脏就跳得飞快，肥肉没减掉，人先垮掉。

　　有一段时间，很流行去医院做埋线针灸减肥，徐磊也去尝试了，刚开始的确瘦了下来，可一旦停止治疗又反弹回去了，这对于她减肥的信心又是一次重大的打击。徐磊看着自己的腰越来越粗，难道中年发福真的避无可避了吗？

　　徐磊在医院经过一系列检查后，被判定为单纯性肥胖，因此她的减肥策略还是应该控制摄入、增加消耗，并且保持一段时间，让身体的代谢产生一种"记忆"，这样就不容易产生减肥后的反弹了。

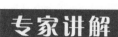

专家讲解

肥胖分为哪几类

张翼飞 上海交通大学医学院附属瑞金医院内分泌科主任医师

肥胖有多种不同的分类方式，通常为单纯性肥胖、继发性肥胖和药物性肥胖。

1. 单纯性肥胖：各类肥胖中最常见的一种，约占肥胖人群的95%。这类病人全身脂肪分布比较均匀，没有内分泌性疾病，也无代谢障碍性疾病。这种主要由遗传因素及营养过度引起的肥胖，称为单纯性肥胖。

2. 继发性肥胖：由内分泌疾病或代谢障碍性疾病引起的一类肥胖，占肥胖病的2%～5%。肥胖只是这类患者的主要症状之一，同时还会有其他各种各样的临床表现，多表现在皮质醇增多症、甲状腺功能减退、胰岛细胞瘤、性腺功能减退症、多囊卵巢综合征、额骨内板增生症等多种病变中。对这类肥胖应主要治疗原发病，运动及控制饮食的减肥方法均不宜采用。

3. 药物引起的肥胖：有些药物在有效治疗某种疾病的同时，还有使患者身体肥胖的作用，如肾上腺皮质激素类药物、治疗精神病的吩噻嗪类药物。一般而言，只要停止使用这些药物后，肥胖情况可自行改善。遗憾的是，也有些患者从此而成为"顽固性肥胖"患者。

面对肥胖，应该首先搞清楚自己是属于哪一种肥胖类型，才能准确地制定减肥策略。减肥还是需要从根本入手，首先排除是否是疾病引起的肥胖，如果只是单纯性肥胖，那做到出入平衡，即摄入和消耗平衡，就能有效地控制住体重了。而市面上的减肥药，多数是帮助改善肠道环境，润肠通便而已，过多服用的话，会破坏肠内环境，严重的还会造成肠子坏死等恶果。因此，减肥药也需要在医生的指导下服用，最好还是依靠"管住嘴，迈开腿"的自然方式来减肥。

榕榕没想到肥胖也是一种病

在《爱情公寓》中，她是曾小贤麻辣刁钻的上司Lisa榕，生活中的榕榕开朗乐观，完全不同于"Lisa榕"。榕榕起先以主持少儿节目为主，和蔼的笑容很受小朋友的喜欢。当然作为主持人，榕榕对于自己的身材是很有要求的。虽说是个"吃货"，但是为了在镜头前有美美的形象，她自称平日里很克制自己的口腹之欲。

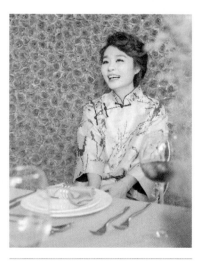

榕榕　上海交通广播主持人、演员

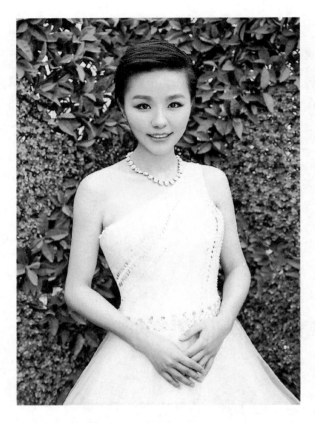

当年才20多岁的她，有一阵总感觉没精打采的，即使一天睡满8个小时，还是时常觉得犯困，而且本来就有点肥的脸，逐渐显得更圆了。她常就被同事打趣说，20多岁"婴儿肥"还没褪去。渐渐地，榕榕发现自己的腰围越来越粗，原来常穿的裤子都套不进去了……被飞速发胖吓到的她开始拼命运动，还办了健身卡，每天跑步1小时，饮食上也加以克制，结果却更胖了！其实，那时的她就应该意识到自己可能不是单纯性的肥胖！然而20多岁的榕榕压根儿没往"可能是疾病"那方面去想，总觉得自己还年轻，身体还很好。

直到在单位体检中，她被查出了甲状腺指标异常。经过进一步检查，确诊为甲状腺功能减退（简称甲减）。由于甲状腺激素合成及分泌减少，或其生理效应不足，会导致机体代谢降低。因此，甲减患者往往会有一种即使只喝水也在逐渐发胖的感觉。就目前的医疗手段来说，甲减患者必须终身服药。榕榕就此开始严格吃药，逐渐控制住了病情。代谢恢复了正常后，榕榕的"胖"自然也逐渐消失了。

肥胖可能也是一种病，如果突然胖起来还是要去医院排查下原因才能放心啊！

专家讲解

肥胖与BMI指数有什么关系

张翼飞　上海交通大学医学院附属瑞金医院内分泌科主任医师

肥胖是一种由多种因素引起的慢性代谢性疾病，是指人体内能量的摄入大于消耗，造成体内脂肪堆积过多，导致体重超常。判定肥胖，我们可以采用BMI指数（即身体质量指数，简称体质指数，又称体重），是目前国际上常用的衡量人体胖瘦程度以及是否健康的一个标准。

BMI指数＝体重（千克）÷身高（米）的平方

BMI指数	范围
≤ 18.5	偏瘦
18.5 ~ 23.9	正常
≥ 23.9	偏胖
超过28	肥胖

明星故事

警惕身体发出的每个信号

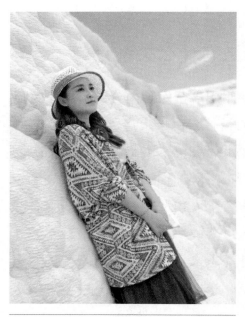

朱赤丹　东方卫视节目主持人

当年丹丹、妮妮、贝贝被誉为上海音乐频道的"SHE"，江西妹子丹丹以她热情直率的个性，为上海观众所熟知。

2011年的时候，丹丹在体检时查出大脑里长了一个肿瘤，肿瘤直径约有2厘米。根据医生判断，这么大的肿瘤至少在她体内已经长了七八年。而这个肿瘤在脑垂体上，这个部位影响着人体激素分泌。因此，在节目中丹丹回忆起七八年前，自己的确总是胖胖肿肿的，少吃、多运动也不见瘦下来。她总以为可能是自己易胖体质的原因，从未联想到肿瘤这个可怕的名词。医生建议丹丹立即手术，因为肿瘤的位置关系，手术可能会产生很多风险和后遗症，如味觉失调，甚至失明等。

这么大的事，常年报喜不报忧的丹丹直到手术前夕才通知了在江西老家的爸妈。丹丹妈妈得知女儿的病情后在电话里泣不成声……父母赶来上海后，丹丹为了让老人家安心，反而来安慰、开解自己的父母。其实，在确诊病情到确定手术日期的这段时间里，坚强的丹丹早已做好了思想准备。用她的话来说："做好最坏的打算，就什么都不怕了！"在节目中她甚至开玩笑说："如果失明，自己就去当一个'盲人歌手'！"乐观的态度加上医生的高超医术以及一点幸运，丹丹顽强地战胜了"病魔"。手术很成功，术后积极乐观的丹丹康复速度也快得惊人，现在她依旧笑嘻嘻地活跃在上海电视的荧幕上。

　　警惕身体发出的每个信号！可能每一个找不到原因的小变化都是身体在"报警"！

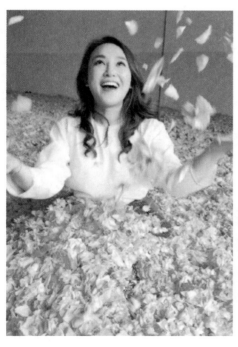 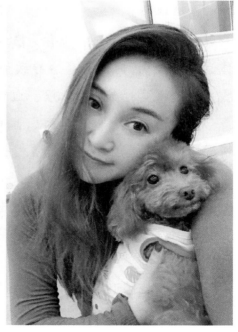

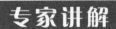

专家讲解

什么是脑垂体瘤

王镛斐　复旦大学附属华山医院神经外科副教授

说起肿瘤，大家可能闻"瘤"色变，其实不用这么害怕，如果我们关注垂体瘤的症状，早期自我筛查，得到及时的治疗，垂体瘤的治疗便容易许多。

垂体瘤主要分为以下几类。

1. 无功能垂体瘤：主要表现为垂体功能低下和肿瘤压迫。垂体功能低下会出现食欲下降、乏力、消瘦、容易感冒、疲劳等症状，肿瘤压迫会出现头痛、视力突然减退或视野缺损、睡眠异常、饮食异常、性格改变等症状。

2. 生长激素腺瘤：也称为肢端肥大症，主要表现为巨人症（身体过度增长），时间长了会导致面容改变，手、脚掌变得肥厚，额头变宽，也同时会导致血压、血糖升高等症状。

3. 催乳素瘤：催乳素瘤患者多为女性，主要表现为闭经（正常情况下月经不来3个月以上）、分泌乳汁、不孕等症状，男性患者主要表现为性功能减退，如性欲下降、阳痿和不育。

4. 促肾上腺皮质激素分泌型垂体腺瘤：主要可以表现为向心性肥胖、满月脸、水牛背、痤疮、身体毛发增多，紫纹（身上出现紫红色的皮纹）。

5. 促甲状腺激素垂体瘤：主要表现为高代谢的症状，如怕热、多汗、体重下降、心慌等。

如果出现以上相关症状和体征，应及时到神经外科或内分泌科就诊，及早发现，及早治疗，及早痊愈。

明星故事

汪译男再不减肥很有可能瘫痪

很多人减肥是为了外形美丽，而著名体育节目主持人汪译男却是为了让自己不瘫痪。汪译男小时候因为运动而膝盖受伤，长大后身高177厘米的他体重达到了113千克。大冬天里，从广电大厦到上海电视大厦短短100多米的路程，他哆哆嗦嗦地走了近30分钟。每走一步，他的膝盖就痛到发抖，一路走完，他穿在身上的内衣、毛衣全被痛出的冷汗湿透。相熟的医生告诉他，如果再不减肥，将来很有可能会瘫痪，因

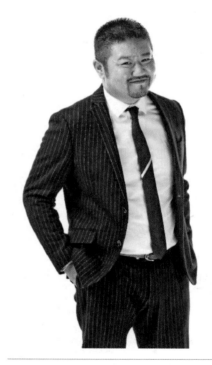

汪译男　五星体育频道节目主持人

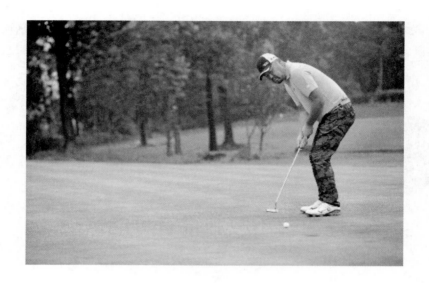

为他的体重对他的脊椎、膝盖是很重的负担，长期的压迫会造成骨头的变形，从而压迫神经。于是，汪译男踏上了减肥的"长征路"。

首先，他给自己定了个时间计划。每年的4～10月为"减重期"，每天他都在健身房里挥汗如雨地坚持70分钟器械运动；而11月至次年3月为"保重期"，不让自己的体重增加就胜利了。

对于他来说，保重比减重难多了！因为爱好美食的汪译男，最没信心的就是"管住嘴"！为此他自创了很多自己觉得能做得到

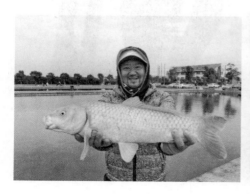
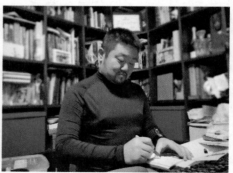

又有效果的方法，比如"剩饭碗"大法，就是每次留一口食物，从心理上暗示自己已经吃饱。的确，很多时候其实胃已经饱了，但是大脑接收信息会慢一步，特别是吃饭速度较快的时候。如果每次都吃到大脑意识到饱的程度，其实对身体来说已经过量了。就是依靠这种慢慢地、持久地减肥的方式，汪译男终于减到了98千克的体重。虽然还是在胖子行列里，但是已经走出了迈向成功的第一步。

专家讲解

减肥的误区

程文　公共营养师

其实，减肥很容易走入误区中，有些人为了迅速追求瘦的效果，会采用一些很极端的饮食方法，殊不知，这些方法不仅不能快速有效地瘦下来，有些时候还会对身体健康造成伤害。

误区一：晚起床，少摄入一餐。

不吃早餐对于肝、胆的伤害巨大，早上需要大量水分，应该补充大量水分和蔬果。

误区二：晚饭只吃蔬菜不吃米饭。

适当的五谷杂粮对身材保持大有好处，五谷杂粮可以养气血，促进身体代谢。如果单纯只摄入肉类或蔬菜类，营养的单一和缺失反而会引起疾病，更不利于健康。

误区三：减肥需要忌甜食。

减肥不需要任何忌口，只要记住"收支平衡"，即摄入的能量和消耗掉的能量保持平衡，就不会发胖了。

　　有助于减肥的食物有以下几种。

　　（1）藜麦：又称印第安粟米，属于杂粮，拥有天然杂色，营养全面。世界卫生组织曾称它为目前唯一一种可以满足人体所有营养需要的食物。稍许发芽的藜麦，营养价值更高。

　　（2）燕麦：饱腹感强且能量低，但要注意，膨化燕麦的营养价值不高，最好采用燕麦颗粒。

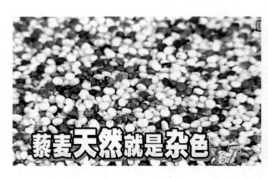
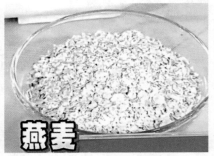

名医支招　四君子汤

潘相学　上海中医药大学附属市中医医院脾胃病科副主任医师

　　俗话说，"十个胖子九个虚"，这里的"虚"，通常指脾胃运化功能虚弱。腹部肥胖的人，脾胃运化功能尤其差。四君子汤为补益剂，具有补气、益气健脾之功效。主治脾胃气虚证，患者表现为面色萎黄、语声低微、气短乏力、食少便溏，出现舌淡苔白，脉虚数。临床常用于治疗慢性胃炎、消化性溃疡等属脾胃气虚者。

药材：党参9克，白术9克，茯苓9克，甘草6克。

服用方法：以上药材用沸水泡闷5～10分钟即可饮用。

此方子也可煲汤用，煲汤用量为每味药材20～30克，如果觉得甘草不易入口，可以换成陈皮，效果也不错。

名医支招　黑鱼汤

朱凌云　上海中医药大学附属市中医医院脾胃病科主任医师

现在市面上有很多减肥茶，依靠用寒凉的药物，如大黄、番泻叶等"泄"的方式让人变瘦。单纯的"泄"会引发很多的后遗症，长期使用不仅产生药物依赖，更会导致肠道功能紊乱。的确，有很多肥胖患者有便秘的困扰。下面推荐一款帮助排便，但药效更温和、普适性更广的药膳，特别适合被便秘困扰的老年患者。

药膳名：黑鱼汤。

食材：黑鱼1条，黄芪15克，麦冬15克。

做法：黑鱼洗净，切段；葱姜爆香后，放入黑鱼，加入料酒焖煮2分钟，加入开水、黄芪与麦冬的药包，煮沸后，炖30分钟。

黄芪和麦冬有补气、养血、润肺、滋补肝肾、强壮筋骨的作用。既可用于气虚自汗，也可用于阴虚盗汗，几乎没有不良反应。黑鱼能助长力气，帮助肠蠕动功能虚弱的老年患者排便。

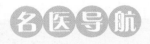

（按本节出场顺序）

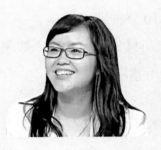

张翼飞　上海交通大学医学院附属瑞金医院内分泌科主任医师、讲师，擅长2型糖尿病、肥胖、代谢综合征及相关内分泌疾病的临床诊治和科研研究。

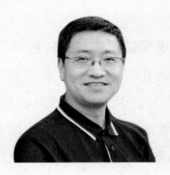

王镛斐　复旦大学附属华山医院神经外科副教授、主任医师。擅长鞍区肿瘤的手术治疗，尤其擅长经鼻蝶入路、锁孔入路和内镜技术治疗垂体瘤、颅咽管瘤、鞍区脑膜瘤、颅底脊索瘤等颅底肿瘤，以及脑积水。

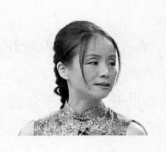

程文　公共营养师，毕业于同济大学，研究营养和身心健康十多年，经常主持各类身心健康的讲座、培训和相关体验活动。其主持的课程被媒体广泛介绍，如《心理》月刊、《健康时尚》《红秀》《品味》等。

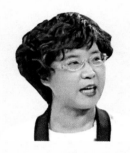

潘相学　上海中医药大学附属市中医医院脾胃病科副主任医师、博士，中国民族医药协会肝病分会常务理事、脾胃病分会委员，上海市医学会消化系病专科分会及肝病专科分会委员。

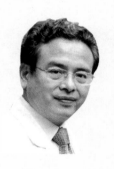

朱凌云　上海中医药大学附属市中医医院脾胃病科主任医师，医院党委书记。擅长运用中医中药治疗各种疑难杂症，如胃炎、消化性溃疡、反流性食管炎、肠易激综合征，以及溃疡性结肠炎等病引起的胃脘痛、吞酸、呃逆、嘈杂、腹痛等病症的调理，尤对慢性萎缩性胃炎、反流性食管炎及胃癌前病变、男性性功能障碍的治疗颇有研究。

嘉宾剪影

陈国庆，著名滑稽表演艺术家，国家一级演员，上海市十大笑星，上海滑稽剧团表演艺术家，中国曲艺家协会会员，上海市曲艺家协会理事，上海演艺工作者联合会理事，上海市戏剧家协会会员，上海电视艺术家协会会员，上海市演出行业协会会员。代表作品海派情景剧《老娘舅与他的儿孙们》《阿木林》等。主持作品《阿庆讲故事》《36.7℃明星听诊会》。

朱赤丹，上海文广新闻传媒集团（SMG）东方卫视中心主持人。主持栏目《疯狂心跳》《我们退休啦》等，参与电影《我的女神女汉子》《五月花》，参演百老汇话剧《狗魅》中国金星版、《我的女友叫如花》《乱视佳人》等。

毛猛达，著名滑稽表演艺术家，国家一级演员，上海人民滑稽剧团表演艺术家。其主要作品有《球迷》《新名词》《上海的度》等。

曹雄，上海市曲艺家协会会员，上海滑稽剧团主要演员，师承著名喜剧表演艺术家严顺开先生。代表作有《红茶坊》《缘来一家门》《新上海屋檐下》等。

舒悦，上海滑稽剧团演员。因出演情景喜剧《开心公寓》中"肖百搭"一角，深受群众喜爱。代表作有《开心公寓》《嘎讪胡》《悦悦一口舒》等。

温喜庆，知名媒体人，曾为《上班这点事儿》《谁来一起午餐》的嘉宾主持、《职场好榜样》评委。现为生意研习社创始人。

钱懿，上海滑稽剧团演员，国家一级演员，全国非物质文化遗产传承人。代表作有《72家房客》《红茶坊》《豁占上海滩》等。

李九松，上海地区家喻户晓的"老娘舅"。上海滑稽剧团表演艺术家、艺术顾问，中国曲艺家协会会员，上海市曲艺家协会会员，上海市戏剧家协会会员，上海市浦东新区人民代表。代表作有电视情景剧《老娘舅和他的儿孙们》《苏州两公差》等。

王文丽，二级演员，师从滑稽名家绿杨先生。代表作有电视系列小品《老娘舅与他的儿孙们》、电影《王先生欲火焚身》等。

龚仁龙，上海著名笑星，上海青年艺术滑稽剧团副团长，两次荣获上海白玉兰戏剧表演艺术奖。代表作有滑稽戏《豁占上海滩》《啼笑往事》《红茶坊》《快乐三兄弟》《老娘舅家的邻居们》等。

范湉湉，演员、主持人。2002参演周星驰导演的电影《功夫》，2012年参加《顶级厨师》第一季获得第6名。2014年参加《奇葩说》，因其犀利直率的表现走红。

张芳，上海文广新闻传媒集团（SMG）东方卫视中心《X诊所》主持人，曾主持过《喜从天降》《口述上海》《舞林天天报》等，还出演过情景剧《开心公寓》《魔幻巧克力》，话剧《疯人院飞了》《剩女传》等。

高源，电视主持人，曾在上海人民广播电台担任广播主持，后转为电视主持人，主持了最早的综艺节目《大世界》《大舞台》等。主持代表作有《超级家庭》《中华好妈妈》《醇享人生》等。

薛之谦，上海华语流行乐坛男歌手、影视演员、音乐制作人。2005年因参加选秀节目《我型我秀》而正式出道。2006年发行首张同名专辑《薛之谦》，随后凭借歌曲《认真的雪》获得广泛关注。代表作有《绅士》《演员》《一半》等。

杨昆，著名影视演员，荣获第十三届、第十七届中国电视金鹰奖最佳女配角奖，2003年荣获德国电视节"亚洲未来奖"。代表作有《辣妈正传》《生活启示录》等。

朱桢，上海文广新闻传媒集团东方卫视中心《相约星期六》主持人，曾经主持《东方新人》《音乐前线》等栏目。曾参演海派情景喜剧《老娘舅和他的儿孙们》《开心公寓》及电视剧《情深深雨蒙蒙》《生活启示录》等。

许榕真，上海话剧艺术中心有限公司演员、影视演员。1998年在都市情景喜剧《红茶坊》中饰演"娇娇"而被人熟知，2007年参演大型情景喜剧《开心公寓》。影视代表作有《锦绣未央》《百万新娘》等；话剧代表作有《兄弟》《家》等。

关栋天，原名关怀，著名京剧演员，国家一级演员。代表作有京剧《打金砖》《乾隆下江南》《潘月樵传奇》等。

徐磊，上海滑稽剧团演员，著名海派笑星。先后出演了《皇帝勿急急太监》《名媒争娶》等几十部大型滑稽戏，因在海派情景喜剧《老娘舅》中饰演"阿美"一角而为广大电视观众熟悉。

榕榕，"成长保"儿童思维力在线平台联合创始人，曾担任上海交通广播FM105.7《欢乐早高峰》主持人，《相约星期六》外景、《小神龙俱乐部》主持人。2009年出演韦正导演的《爱情公寓》系列爱情喜剧。

汪译男，上海电视台五星体育频道主持人，资深体育评论员。主持作品有《桌球基地解说》《NBA解说》《体育G娱乐》等。

骆新，东方卫视新闻记者、时事评论员、主持人。代表作有主持节目《东方直播室》《百里挑一》《诗书中华》等。

徐玉兰，著名影视剧演员，代表作有电视剧《百万新娘爱无悔》《大好时光》《生活启示录》等。

跋一：
"阿木林"变"陈医生"

2010年的某一天，我接到了个电话，电话那头是一个年轻又熟悉的声音，"爷叔，我是周瑾呀，您有兴趣和我一起主持《36.7℃明星听诊会》养生节目吗？"

周瑾，人称上海娱乐界"小精怪"，一个年轻时尚、能干有才的上海小姑娘，而《36.7℃明星听诊会》正是她主持并担任制片人的一档综艺节目。说真的，当时接完这个电话后我既开心又忐忑，开心的是承蒙后辈赏识和关爱，能想到邀请我去参与。但担忧随之而来，原因有二：一来我不是正规主持人出身，普通话说得有时连我自己也听不懂；再者，关于养生，我平日里几乎没有研究，生活作息也很不规律，对于健康保养实在给不出权威性说法。光是这两点，已让我心生退意。

然而，周瑾和整个节目组的工作人员进一步告诉我不用怕，就是要让我这个看似"养生洋盘"（洋盘：不懂行情而上当受骗的人）的爷叔参与进来才有说服力和趣味性。另外，嘉宾主持对语言方面并无严苛要求。就这样，在他们的鼓励下，我荣幸地加入了《36.7℃明星听诊会》这个年轻、活力又温暖的"大家庭"。

如今，在不知不觉中，我已在这个"大家庭"中度过了八年的欢乐时光。每个礼拜四晚上，周瑾携我准时出现在娱乐频道，一起陪伴着电视机前的观众学习养生方法和医疗知识。我也从未想过，我的艺术生涯里除了扮演"阿木林""阿庆""戏迷爷叔"这些角色外，现在居然还会有观众叫我"陈医生"，每一位《36.7℃明星听诊会》的热心粉丝只要见到我，都会兴高采烈地说个不停，有的还让我给他们"搭脉"，还有的粉丝索性直接伸出舌头让我检查，这样的情况着实让我哭笑不得。我笑言，虽然我不是专业医生，但我们节目所请来的专业医生可以让大家在娱乐中学到很多东西。

逐渐地，在一期期的工作中，我这个嘉宾主持也变成了《36.7℃明星听诊会》的忠实粉丝。通过每期节目的录制，养生知识日积月累，这也让我受益匪浅，收获颇丰。

比如，最让我和我老婆高兴的是，我终于把戒了四十几年都没戒掉的烟给戒掉了。因为，节目中医生们所提及的心脏病、肺病、消化道疾病以及二手烟危害等问题都与抽烟有关，他们说出的病例都是活生生的例子，一次次地给我敲响"警钟"。最后，抵不住良医们的谆谆告诫，又想着自己这个嘉宾主持也得以身作则，2015年，我索性彻底地把烟给戒了。不仅如此，我还学会了修身养性，空暇时间，点一支檀香，泡一壶茶，写上几小时的毛笔字成了我现在最喜欢的休闲爱好。中医最讲究的是阴阳平衡，追求内心的平静能让我在繁忙的工作后迅速恢复体力。在最初的戒烟阶段，《36.7℃明星听诊会》的医生们也在节目中建议我可以适当培养其他健康的爱好来转移注意力，进一步控制烟瘾。这个方法的确奏效，并令我受用至今。

又比如，主持这档健康节目多年的我也让身边的亲朋好友们一个个爱上了养生，并用科学、正确的态度来养生。他们开始明白绿豆不能包治百病；早上空腹吃苹果要因人而异；冰箱不是保险箱，所有食物都有自己的保质期……很多次做完节目回家，还有邻居直接在我家门口候着我，说："爷叔，今朝（今天）你是去拍《36.7℃明星听诊会》吗？来了啥医生啊？我还有个养生问题想问问你呀。"娱乐健康节目能做到如此反响，实感欣慰。

当然，除了要夸奖下自家节目好看外，在此我还想"狠狠"地夸奖下我们的幕后工作人员。节目开播至今已有10个年头，每周一期，心算一下，差不多已播出了500多期节目。因此，要翻着"花样"、想方设法让观众们学到各种各样的养生知识，编导组实属不易。好在周瑾和全组人员都挺会动脑筋，也常常带上我这位老爷叔各处"游玩"，一会儿是去福建采白茶，一会儿是去临安采草药，偶尔又要去上海近郊呼吸下新鲜空气。其实，这些看似玩乐的活动背后更是这些年轻电视从业人员的不懈努力，他们为了让健康节目更好看、更有趣，真的付出了很多很多。

前两天，我的电话又响起了，传来的还是那个熟悉却愈发成熟的声音："爷叔，我们《36.7℃明星听诊会》要出书了，主持那么多年了，您有啥感想吗？"

放下电话，我脑海里不断回想起这些年来……

当初，这位活泼搞怪、没心没肺的小姑娘周瑾，现在已能带领着整个工作团队走南闯北，打响了属于上海的优质健康节目品牌。

当初，这群我看着刚毕业的年轻编导们，现在有的已为人妻、为人母了，却依旧卖力地为节目出谋划策着。

而当初，这个令我不断学习和成长的节目组，一转眼就迎来了它十岁的生日！

要说有什么感想，以上所有就是我的肺腑之言。借此机会，再次衷心感谢《36.7℃明星听诊会》制片人周瑾、栏目组全体成员以及所有热心观众们，让我们所有人一起继续看《36.7℃明星听诊会》，活到一百一！祝大家都身体健康，期待我们的下一个十年会更好！

著名海派表演艺术家

陈国庆

2017 年 11 月

跋二：
成名的"烦恼"

真的没想到，参加《36.7℃明星听诊会》竟让我成了一位名人！

与《36.7℃明星听诊会》节目结缘是在七年前，不知不觉之间已经到了节目开播十周年之际。能有幸参加这样一档老百姓喜闻乐见的健康节目，也是我的幸运。因为经常在这档节目里揭露饮食营养方面的谣言，竟被主持人周瑾冠以"辟谣达人"的称号。

参加节目次数多了，很多老观众也开始对我熟悉起来。很多观众慕名来到我们医院的营养门诊，坐下来的第一句话就是："我在电视节目里见过你的，今天很高兴看到你本人了。"这时候我真有一点作为名人的"飘飘然"感觉。渐渐地，医院的同事也知道我经常上电视节目，医院领导听说我在电视上科普营养知识，也非常支持。有时候到医院其他部门办事，经常会碰到同事说："我在电视上看过你讲营养，讲得不错！"能获得同事们的赞同和认可，也让我感到非常欣慰。

　　"营养专家"的头衔不知不觉间戴在了我的头上，我的一言一行都必须符合这个头衔才行，这也给我带来了意想不到的"烦恼"。有一次医院里开干部会议，中午吃自助餐，几位同事看我在选择食物，就说："跟着高主任选择食物，肯定没错。"我不得不打起精神，选择更多健康的食物，以践行我在电视上经常宣传的"食物多样化、多蔬果、多粗粮、少油盐"的健康饮食方式。

　　有一天在医院食堂吃早餐，偶尔吃了一次油条，竟然被我们医院医务处副处长碰到了，他一脸坏笑地看着我说："你怎么也吃油条？你不是在电视上说不要吃油炸食物吗？"我不得不硬着头皮说："我在电视上说的是少吃油炸食物，不是不吃油炸食物。我一个月才吃一次油条，有什么不可以的？"

　　其实，喜欢吃油炸食物的嗜好是刻在我们人类基因里的，外国人是如此，中国人也一样，当然我也不例外。我还喜欢吃烤羊肉串、炸鸡、麻辣夫妻肺片、鲜奶蛋糕，但绝不代表我天天吃这些。因为我知道，这些食物都是不健康的，虽然能够满足我的口腹之欲，却有引发疾病的隐患。我的原则是：尽可能少吃，每个月不超过1次，每次也尽量少吃，给下一次享用留下美好的期待。

　　美食和健康确实有一些矛盾，作为营养专家，我更想告诉大家的是，我们对于饮食方面应该做到三个"意"：需要注意、不能随意、不必刻意。看来，我还得经常上《36.7℃明星听诊会》讲讲。

复旦大学附属中山医院营养科主任、博士

高　键

2017年11月